AF641324

Ratgeber Schematherapie

Ratgeber zur Reihe Fortschritte der Psychotherapie
Band 38

Ratgeber Schematherapie

PD Dr. Gitta Jacob, Dipl.-Psych. Frauke Melchers

Gitta Jacob
Frauke Melchers

Ratgeber Schematherapie

Eigene Verhaltensmuster verstehen und verändern

2., überarbeitete Auflage

hogrefe

PD Dr. Gitta Jacob, geb. 1973. Psychologische Psychotherapeutin, Supervisorin für Verhaltenstherapie, zertifizierte Schematherapeutin und Dozentin. Seit 2013 leitende Psychotherapeutin bei der GAIA AG Hamburg.

Dipl.-Psych. Frauke Melchers, geb. 1973. Psychologische Psychotherapeutin, Supervisorin für Verhaltenstherapie, zertifizierte Schematherapeutin. Seit 2016 leitende Psychologin an der Psychosomatischen Klinik des Universitätsklinikums Ulm.

Bibliografische Information der Deutschen Nationalbibliothek
Die Deutsche Nationalbibliothek verzeichnet diese Publikation in der Deutschen Nationalbibliografie; detaillierte bibliografische Daten sind im Internet über http://dnb.dnb.de abrufbar.

Hogrefe Verlag GmbH & Co. KG
Merkelstraße 3
37085 Göttingen
Deutschland
Tel. +49 551 999 50 0
Fax +49 551 999 50 111
info@hogrefe.de
www.hogrefe.de

Umschlagabbildung: © iStock.com by Getty Images / olaser
Satz: Franziska Stolz, Hogrefe Verlag GmbH & Co. KG, Göttingen
Druck: mediaprint solutions GmbH, Paderborn
Printed in Germany
Auf säurefreiem Papier gedruckt

2., überarbeitete Auflage 2024

(E-Book-ISBN [PDF] 978-3-8409-3230-4; E-Book-ISBN [EPUB] 978-3-8444-3230-5)
ISBN 978-3-8017-3230-1
https://doi.org/10.1026/03230-000

Inhalt

Vorwort

Die Schematherapie ist eine Entwicklung in der Psychotherapie, die Gedanken, Ideen und Techniken aus verschiedenen psychotherapeutischen „Schulen“ zusammenfasst. Sie steht damit für die Entwicklung der letzten Dekaden, nicht mehr streng ein Verhaltenstherapeut oder eine Psychoanalytikerin zu sein. Jedes therapeutische Verfahren hat seine Berechtigung und seine Stärken! Moderne psychotherapeutische Entwicklungen versuchen häufig, von allem das Beste zu kombinieren.

Dabei setzt die Schematherapie stark auf das Konzept des „Schemas“ bzw. auf die sogenannten „Schemamodi“, die in diesem Buch erklärt werden. Wie Sie sehen werden, lässt sich anhand dieser Konzepte einiges verstehen. Warum reagiere ich manchmal ganz traurig, wenn eigentlich gar nichts Besonderes vorgefallen ist? Oder warum machen mich bestimmte Kleinigkeiten unfassbar ärgerlich, wo ich doch meistens dazu neige, es allen recht machen zu wollen? Solche Fragen beschäftigen viele Menschen, vermutlich auch Sie. Wir hoffen, dass die Idee der Schemata und Modi auch Ihnen helfen kann, das eine oder andere eigene Muster besser zu verstehen und vielleicht auch ein wenig zu verändern.

Das Kapitel 1 dreht sich ganz darum, Schemata und Schemamodi kennenzulernen. In den Kapiteln 2 bis 5 erklären wir, was Schemata und insbesondere die sogenannten Schemamodi sind, welche Ursachen sie häufig haben und woran Sie sie erkennen können. Im Kapitel 6 geht es dann um die Frage, wie diese Schemata und Modi verändert werden können. Dabei stellen wir Ihnen eine Reihe psychologischer Techniken vor, die sich dafür bewährt haben.

Hamburg und Ulm, Oktober 2023

Gitta Jacob und
Frauke Melchers

1 Schemata und Schemamodi

1.1 Was ist ein Schema?

Grundsätzlich handelt es sich dabei um einen vielfältig verwendbaren psychologischen Begriff, der allgemein unsere Vorstellungen von uns und von der Welt beschreibt. Ein Schema über etwas beinhaltet mein Wissen über diese Sache, sowohl bewusste als auch weniger bewusste Anteile. Dazu gehören auch die Gefühle, die diese Sache in mir auslöst, und die Verhaltens- und Reaktionsweisen, die dazugehören können. So könnte beispielsweise zum Schema „Freundschaft" die Vorstellung gehören, dass Freunde solche Menschen sind, mit denen ich bestimmte Erfahrungen oder Interessen teile, die ich schon seit einer ganzen Weile kenne und mit denen mich eine positive Beziehung verbindet. Dazu könnte die Idee gehören, dass Freunde in schweren Zeiten füreinander da sein sollten und in guten Zeiten ihre Freude teilen können. Zu den Gefühlen zu diesem Schema könnte das Glück und die Verbundenheit gehören, die die Begegnung mit einem Freund in mir auslösen – aber vielleicht auch die Erinnerung an Konflikte, die in manchen Freundschaften ausgetragen werden mussten oder das Gefühl von Enttäuschung, wenn sich eine gute Freundin lange nicht meldet.

Solche Schemata entwickeln wir in der Regel in der Kindheit und in der Jugend, wenn wir lernen, uns in unserem Leben zurechtzufinden. Durch Erklärungen, durch Beispiele anderer Menschen und durch eigene Erfahrungen entwickeln sich Schemata und differenzieren sich mit der Zeit immer weiter aus. Wenn ich neue Erfahrungen mache, können diese das Schema auch im Erwachsenenleben noch verändern und erweitern.

In der Schematherapie bezieht sich der Begriff des Schemas vor allem auf *ungünstige* Erfahrungen, die ein Mensch in seiner Kindheit oder Jugend gemacht hat. So kann es sein, dass ein Kind sehr isoliert von anderen Kindern aufwächst. Vielleicht lebt es abseits der Gemeinschaft, weil seine Eltern zum Beispiel zu einer ungewöhnlichen religiösen Gruppe gehören, den lokalen Dialekt nicht sprechen, das Wohnhaus einsam liegt und unerreichbar für andere ist oder die Eltern aus irgendeinem Grund den Kontakt zu anderen Kindern ablehnen und unterbinden. Dieses Kind wird sich schon früh und überdauernd alleine und isoliert fühlen. Auch wenn es größer wird, besteht die Gefahr, dass es sich anderen Menschen nicht leicht verbunden fühlt. Möglicherweise versuchen später andere Menschen sogar aktiv, Kontakt aufzubauen – da die frühen Beziehungserfahrungen aber so stark von Einsamkeit und Isolation geprägt waren, kommt das „gar nicht an".

In einem solchen Fall würde die Schematherapie von einem Schema „Isolation" sprechen. Der Betroffene fühlt sich leicht einsam und selbst dann mit anderen Menschen nicht im Kontakt und in Verbindung, wenn objektiv andere Menschen präsent sind und sogar für die Verbindung mit ihm bereit sind.

Es gibt eine ganze Reihe ungünstiger Schemata. Die aus unserer Sicht wichtigsten sind im folgenden Kasten dargestellt.

Ungünstige Schemata

- *Verlassenheit/Instabilität.* Menschen mit diesem Schema gehen davon aus, dass wichtige Bezugspersonen ihnen keine verlässliche Unterstützung und Zuwendung geben können. Sie befürchten, jederzeit im Stich gelassen, verletzt, verlassen oder auf andere Weise unberechenbar behandelt zu werden.
- *Misstrauen/Missbrauch.* Im Mittelpunkt des Schemas steht die Erwartung, von anderen verletzt, ausgenutzt, misshandelt, gedemütigt oder betrogen zu werden. Personen mit diesem Schema wittern bei ihrem Gegenüber schnell böse Absichten oder extreme Nachlässigkeit.
- *Emotionale Entbehrung.* Menschen mit diesem Schema gehen davon aus, dass andere ihre normalen Bedürfnisse nach Zuwendung, Empathie, praktischem Schutz und Anleitung nicht erfüllen werden.
- *Unzulänglichkeit/Scham.* Hier steht das Gefühl im Zentrum, in wichtiger Hinsicht unzulänglich, schlecht, unerwünscht oder minderwertig zu sein. Die Betroffenen schämen sich für die wahrgenommenen eigenen Mängel und haben Angst, entlarvt zu werden.
- *Isolation.* Personen mit diesem Schema fühlen sich anders als andere Menschen, isoliert und nicht als Teil einer Gemeinschaft oder Gruppe.
- *Abhängigkeit/Inkompetenz.* Ist dieses Schema stark ausgeprägt, glauben die betroffenen Personen, dass sie mit ihrem Alltag nicht selbstständig und altersgemäß zurechtkommen können. Sie fühlen sich in vielfältiger Weise und oft auf die Hilfe anderer angewiesen.
- *Anspruchshaltung/Grandiosität.* Menschen mit diesem Schema fühlen sich anderen überlegen. Sie glauben, dass ihnen besondere Privilegien zustün-

den und sie sich nicht an die normalen Regeln eines gleichberechtigten Miteinanders halten brauchen. Oft ist dieses Schema verbunden mit Konkurrenzdenken oder Herrschaftsstreben.

- *Unzureichende Selbstkontrolle/Selbstdisziplin.* Dieses Schema beinhaltet eine geringe Selbstkontrolle, wenig Frustrationstoleranz oder Ausdauer oder den impulsiven Ausdruck von Gefühlen. Anstrengungen und Unbehagen werden möglichst vermieden, selbst wenn die Betroffenen dadurch auf Integrität oder persönliche Erfüllung verzichten müssen.
- *Unterwerfung.* Personen mit diesem Schema halten ihre eigenen Bedürfnisse und Gefühle zugunsten anderer zurück und lassen sich dominieren. Sie befürchten, z. B. beim Ausdruck eigenen Ärgers verlassen oder bestraft zu werden, oder denken, dass andere sich ohnehin nicht für ihre Wünsche, Bedürfnisse oder Gefühle interessieren.
- *Selbstaufopferung.* Bei Aktivierung dieses Schemas erfüllen die Betroffenen freiwillig und manchmal schon vorauseilend die Bedürfnisse ihrer Mitmenschen, um diese nicht zu verletzen, sich nicht als Egoisten schuldig zu machen oder den Kontakt zu bedürftigen Mitmenschen nicht zu gefährden. Auch dies geht oft auf Kosten der eigenen Bedürfnisse und Zufriedenheit.
- *Überhöhte Standards.* Die betroffenen Personen halten an hohen, unerbittlichen Leistungs- und Verhaltensstandards fest, was sich z. B. in Perfektionismus, starren Regeln in vielen Lebensbereichen oder intensiver Beschäftigung mit Zeitaufwand und Effizienz zeigt. Oft geht eine starke Schemaausprägung einher mit einem Verlust von Lebensfreude, Erholung, Selbstachtung und befriedigenden Beziehungen.

Solche ungünstigen Schemata können verschiedene Facetten beinhalten. Denken Sie noch einmal an die Person zurück, die in ihrer Kindheit so isoliert war und deshalb das Schema „Isolation“ entwickelt hat. Vermutlich fühlt sie sich häufig alleine und ohne Kontakt zu anderen, selbst wenn andere Personen zugegen sind. Möglicherweise hat sie sogar das Gefühl, dass sich andere Menschen ganz grundsätzlich niemals für sie interessieren, egal was sie macht oder wie interessant sie ist. Vielleicht wurde sie von anderen Kindern früher sonderlich oder seltsam gefunden und hat heute selbst das Gefühl, gar nicht dazugehören zu können oder zu dürfen, weil sie so sonderbar ist.

Wenn jemand mit so einem Schema erwachsen wird, gibt es verschiedene Möglichkeiten, das Schema zu bewältigen. Vielleicht vermeidet der eine mit so einem Schema den Kontakt zu anderen Menschen, zieht sich viel zurück und setzt beruflich und privat auf Optionen, bei denen er weiter auf sich gestellt ist. Damit sorgt er dafür, dass er tatsächlich alleine ist. Damit unterwirft er sich dem Schema und tut so, als sei es wahr. Vielleicht wird daraus aber auch eine Person, die ganz besonders intensiv Kontakt zu anderen sucht. Sie springt von einer Party zur nächsten und ist überall dabei, um sich nur ja nicht alleine zu fühlen. Möglicherweise halten die Gefühle von Einsamkeit und Isolation dennoch an, weil der Kontakt zu anderen einfach nicht gelingen mag – manchmal vielleicht so intensiv, dass sie sich phasenweise regelrecht depressiv fühlt. Dann kompensiert oder „überkompensiert" die Person mit ihren intensiven Kontakten dieses Schema. Vielleicht sind die Gefühle der Einsamkeit manchmal auch so bedrückend, dass nur ungesunde Mittel wie Alkohol oder Kiffen die Person in einen Zustand bringen, in dem sie diese Gefühle nicht mehr spürt. Damit vermeidet sie die Gefühle, die zum Schema gehören, zwar, die ungesunden Methoden können sich mit der Zeit aber zum Bumerang entwickeln.

Fallbeispiel: Tom

Tom (28) ist mit vier älteren Geschwistern auf einem Aussiedlerhof aufgewachsen. Die Eltern waren mit dem Hof beschäftigt, die Kinder blieben sich selbst überlassen und mussten früh mithelfen. Wer nicht folgte, wurde geschlagen (vom Vater) oder mit Missachtung bestraft (seitens der Mutter). Wenn der Vater samstags betrunken aus der Kneipe zurückkam, schrie er herum, behandelte die Mutter sehr grob und kommandierte die Kinder bis tief in die Nacht mit sinnlosen Aktivitäten durchs Haus. Tom, ohnehin ein schüchternes Kind, hatte dann immer große Angst und wagte nicht, zu widersprechen, weil der Vater betrunken noch brutaler war als normal. In der Schule fühlte sich Tom immer fremd, weil er spürte, dass seine Familie anders war als die der anderen Kinder. Er hielt sich unter Gleichaltrigen am Rand und wurde oft gehänselt und umher gestoßen. Darunter litt er als Kind sehr. Als Jugendlicher stellte er fest, dass er sich unter dem Einfluss von Alkohol sicherer und stärker fühlte, sich in Gesprächen mehr zu sagen traute. Heute ist Tom 28, ist nach einem Realschulabschluss und einer Ausbildung zum Mechatroniker in einem mittelständischen Betrieb angestellt und wohnt alleine. In seiner Freizeit spielt er viel am PC, geht gelegentlich ins Fitnesscenter und hat einige

Kumpel, mit denen er sich manchmal trifft. Er berichtet jedoch wenig von sich und weiß auch von den anderen wenig Persönliches. Manchmal fühlt er sich abends einsam, dann trinkt er mehr Bier als sonst, greift öfter auch zu ein paar Schnäpsen und fühlt sich so oft leichter und besser. Meistens bleibt er aber trotzdem zu Hause.

Bei Tom liegen die Schemata „Isolation“, „Missbrauch/Misstrauen“ und „Emotionale Entbehrung“ vor. Er bewältigt die damit verbundenen Gefühle von Einsamkeit, Unsicherheit und Bedrohung, indem er sich zurückzieht, in sozialen Beziehungen sehr vorsichtig bleibt und sich damit so verhält, als wären seine Erfahrungen aus den Beziehungen zu Eltern und Mitschülern allgemeingültig. Zentrale Annahmen sind „Keiner kann mich verstehen“, „Ich gehöre nicht dazu“, „Wenn ich nicht aufpasse, wird es gefährlich“. Unangenehme Gefühle mit Alkohol zu reduzieren, ist seine andere wichtige Bewältigungsstrategie.

Fallbeispiel: Karin

Karin (37) wuchs ohne Geschwister auf. Da beide Eltern beruflich erfolgreiche Forscher und oft lange im Ausland waren, wohnte Karin größtenteils bei ihrer Großmutter, die sie gut versorgte, aber wenig Gespür für kindliche Sorgen und Nöte hatte. Die Eltern erzählten bei Besuchen viel und gern über ihre beruflichen Erlebnisse, was Karin beeindruckte. Ihr eigener Alltag kam ihr dagegen unbedeutend vor, auch fragten die Eltern wenig nach. Zunehmend entwickelte Karin das Gefühl, sie sei nicht sonderlich interessant, und schämte sich. Später erlebte sie bei Festen der Großmutter viel Beachtung, wenn sie sich hübsch kleidete und etwas auf ihrer Geige vorspielte. Ihre Freundinnen beneideten sie um ihre schillernden Eltern. Karin lernte viel für die Schule und übte sehr viel auf ihrem Instrument, sodass sie einige Musikwettbewerbe gewann und immer gute Noten hatte, auf die Eltern und Großmutter sehr stolz waren und wovon sie gerne anderen berichteten. Seit ihrem Biologiestudium und einer Doktorarbeit leitete Karin erfolgreich verschiedene Forschungseinheiten an der Universität. Sie hat keinen Partner, liest viel Fachliteratur und trifft gelegentlich eine ihrer Freundinnen, denen sie sich aber nicht sehr nah fühlt. Wenn jemand sie nach ihrem privaten Alltag fragt, fühlt sie sich ertappt, beschämt und weicht in Allgemeinplätze und Gegenfragen aus.

Bei Karin liegen die Schemata „Unzulänglichkeit/Scham“ und „Überhöhte Standards“ vor, sowie in leichterer Form auch das Schema „Emotionale Entbehrung“. Sie bewältigt ihre Unzulänglichkeitsgefühle und ihre Einsamkeit, indem sie dem Beispiel der Eltern folgend sehr viel in Leistungen investiert, was jedoch zunehmend spurbar zulasten anderer Bedürfnisse (z.B. nach Erholung, guten Beziehungen, Leichtigkeit) geht.

1.2 Was ist ein Schemamodus?

Als Schemamodi (Modi ist die Mehrzahl von Modus) werden innere Zustände bezeichnet, die auftreten, wenn ein Schema oder mehrere Schemata in einer konkreten Situation ausgelöst werden. Der aktivierte Modus wirkt dann wie ein Programm, das Wahrnehmung, Denken, Gefühle und Handeln stark beeinflusst. Im Gegensatz zu den zeitlich recht stabilen Schemata können Modi schnell wechseln.

Fallbeispiel: Tom (Forts.)

Tom aus dem ersten Fallbeispiel fühlt sich im Kontakt mit anderen manchmal ganz gut. Manchmal fühlt er sich aber auch schrecklich einsam und alleine, obwohl Freunde mit im Raum sind. Dann hat er trotzdem das Gefühl, ganz alleine zu sein. Das ist sein einsamer kleiner Kindmodus, in dem er sich fühlt wie der achtjährige Tom, der auf dem Schulhof am Rand steht, während alle anderen Jungen aus der Klasse zusammen Fußball spielen. Wenn Tom aber betrunken oder durch Computerspiele entspannt ist, geht es ihm ganz anders. Dann fühlt er sich leichter und sicherer, und es ist ihm völlig egal, dass er alleine ist. Das ist Toms distanzierter Beschützermodus, in dem er verletzliche Gefühle nicht wahrnimmt.

Fallbeispiel: Karin (Forts.)

Karin fühlt sich für kurze Zeit sicher und selbstbewusst, wenn sie auf Konferenzen über abgeschlossene Forschungsprojekte berichtet. Sie weiß, dass sie viel erreicht hat. Das ist Karins gesunder Erwachsenenmodus, in dem sie stolz auf ihre Leistungen ist und sich über Anerkennung freuen kann. Wenn aber jemand ein Detail aus einer ihrer Veröffentlichungen kritisiert, aktiviert dies Karins ängstlichen Kindmodus. Sie fühlt sich dann schnell sehr unsicher, beschämt und unzulänglich. So fühlte sie sich auch als Siebenjährige, die nichts Besonderes vorzuweisen hatte, während ihre Eltern mit ihren aufregenden Berichten glänzten. Sie prüft dann lange und akribisch nach eventuellen Fehlern in ihren Veröffentlichungen und versucht in den nächsten Projekten, diese auf jeden Fall zu verhindern. Dies ist Karins perfektionistischer, überkompensatorischer Modus, in dem sie beweisen möchte, dass sie fehlerfrei und brillant arbeitet.

Solche verschiedenen psychischen Zustände kennt fast jeder Mensch. Vermutlich kommt es Ihnen auch bekannt vor, dass Sie sich manchmal ängstlicher, einsamer oder verletzlicher fühlen, als es in der gegebenen Situation eigentlich angemessen wäre. Oder Sie verhalten sich vielleicht sehr distanziert gegenüber einer Person, mit der Sie viel lieber enger im Kontakt wären. Bei jemand anderem fällt es Ihnen vielleicht längst nicht so schwer, entspannt und natürlich zu sein. Möglicherweise sind bei genau solchen Phänomenen einfach verschiedene Modi aktiviert.

1.3 Welche Modustypen gibt es?

In der Schematherapie werden grundsätzlich vier verschiedene Modustypen unterschieden:

- *Kindmodi.* In den sogenannten verletzlichen oder ärgerlichen Kindmodi erleben Menschen intensive Gefühle, wie sie eigentlich eher für Kinder typisch sind (vgl. Kapitel 2).
- *Elternmodi.* Von fordernden oder strafenden Elternmodi ist die Rede, wenn jemand sehr unerbittlich mit sich ist oder sich selbst ablehnt. In diesen beiden Modusarten kann man sich manchmal so fühlen, als wäre man wieder das Kind, das Ablehnung oder Überforderung erlebt (vgl. Kapitel 3).
- *Bewältigungsmodi.* Von Bewältigungsmodi ist in der Schematherapie die Rede, wenn Menschen – bewusst oder unbewusst – Dinge tun, die sie von solchen unangenehmen Gefühlen ablenken oder distanzieren (vgl. Kapitel 4).
- *Gesunde Modi.* Schließlich gibt es auch noch sogenannte gesunde Modi. In diesen erlebt man sich in Kontakt mit sich selbst und anderen, ist mit sich einverstanden und kann sich von unangemessenen Gefühlen oder Selbstüberforderung distanzieren. Auch fröhliche Kindmodi, in denen wir die

schönen und leichten Seiten des Lebens genießen, gehören zu den gesunden Modi (vgl. Kapitel 5).

Fallbeispiele (Forts.)

In den Fallbeispielen ist zu sehen, dass *Tom* im distanzierten Beschützermodus seine Einsamkeit weniger spürt. Er aktiviert diesen mittels gesteigertem Alkoholkonsum und stundenlangem PC-Spielen. *Karin* kann ihre Gefühle von Unzulänglichkeit, Unsicherheit und Scham hinter sich lassen, wenn sie im Modus der übermäßigen perfektionistischen Kontrolle ihre Forschungsprojekte akribisch plant und durchführt.

Für eine einzelne Person können die dominanten Modi in einem Modusmodell überblicksartig und transparent dargestellt werden. Ein solches Modell bildet relevante Probleme und Symptome einer Person ab, einschließlich des für die Therapie bzw. für die eigene Weiterentwicklung relevanten problematischen Interaktionsverhaltens. Es enthält biografische Informationen bzw. Grundannahmen, die sich in der Interaktion mit relevanten Bezugspersonen herausgebildet haben. Und es benennt bereits vorhandene Ressourcen (vgl. Abbildung 1).

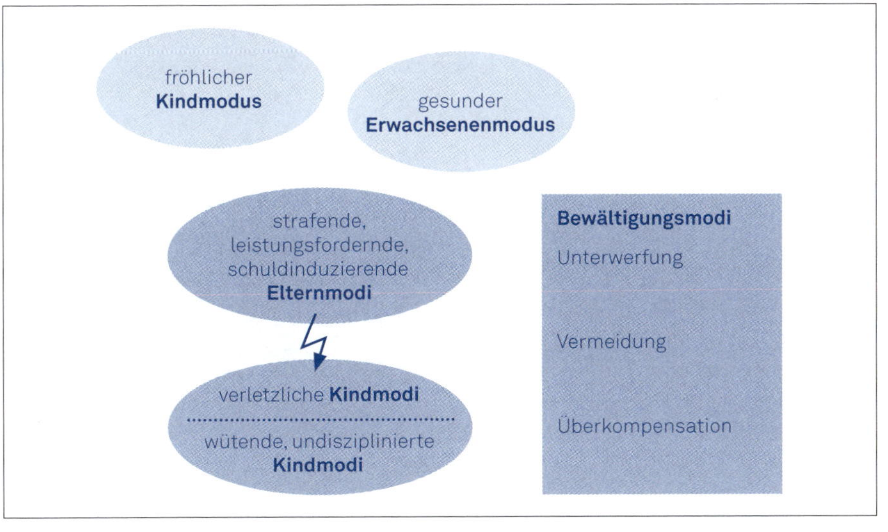

Abbildung 1: Modusmodell – Abbildung von Problemen, Symptomen, biografischen Informationen, Interaktionsverhalten und Ressourcen

In Abbildung 2 ist ein mögliches Modusmodell von Tom dargestellt. Wahrscheinlich würden andere Therapeutinnen die einzelnen Modi etwas anders benennen oder auch andere Schwerpunkte setzen, z. B. vorhandene Ressourcen („gesunder erwachsener Tom“, „fröhlicher Tom“) ausführlicher darstellen. Das ist völlig in Ordnung und hängt auch von der Zielsetzung ab, mit der ein Modusmodell erstellt wird. Entscheidend ist, dass die oben beschriebenen Informationen alle enthalten sind und dass die betreffende Person, in diesem Fall Tom, sich im eigenen Modusmodell gut wiederfindet.

Fallbeispiel Tom (Forts.):

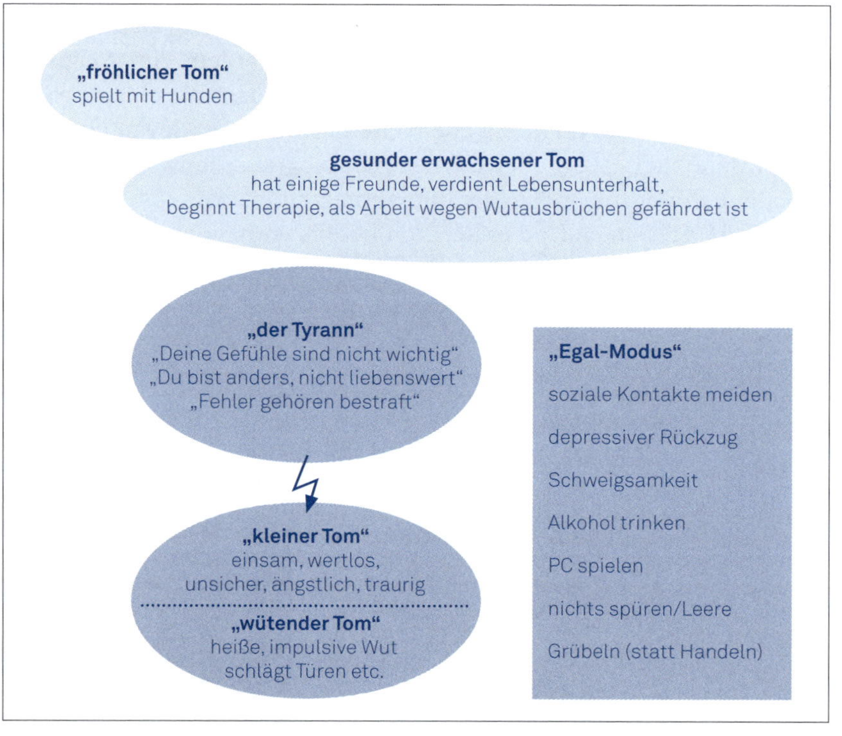

Abbildung 2: Modusmodell von Tom

Abbildung 3 fasst überblicksartig zusammen, welche Ziele die Schematherapie im Hinblick auf die einzelnen Modi verfolgt. Die ausführlicheren Beschreibungen zu den einzelnen Modi finden Sie in Kapitel 2 bis 5.

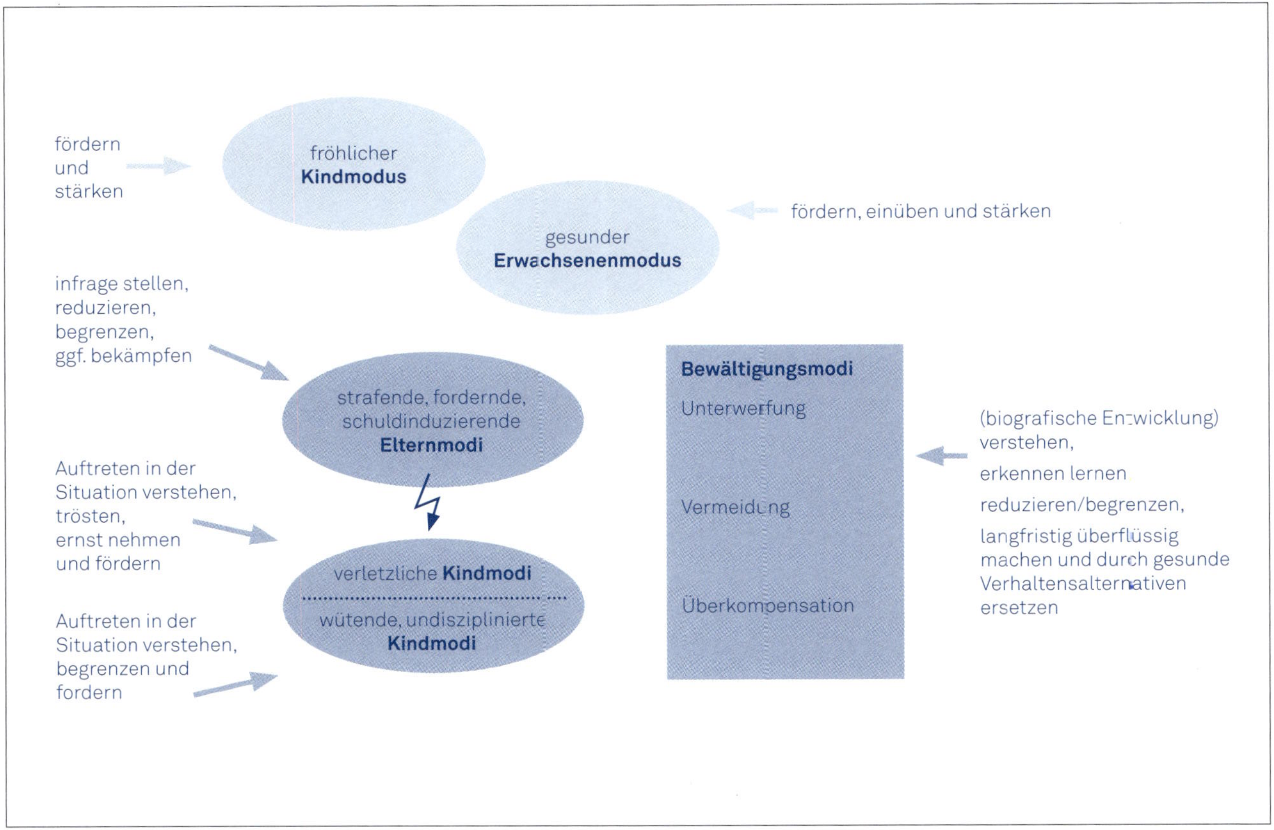

Abbildung 3: Ziele der Schematherapie

Dieses Buch soll Ihnen helfen zu verstehen, woran Sie solche Modi bei sich und anderen erkennen können. Und es beschreibt Möglichkeiten, unangenehme oder belastende Modi zumindest ein wenig zu verändern (vgl. hierzu Kapitel 6).

2 Kindmodi

Als „Kindmodus“ wird ein emotionaler Zustand bezeichnet, in dem man sich sehr verletzlich, traurig, zurückgewiesen, alleine oder auch ärgerlich oder trotzig fühlt. In vielen therapeutischen Ansätzen werden solche Anteile als „innere Kind-Anteile“ bezeichnet. Wenn solche Anteile aktiviert sind, fühlt man sich manchmal tatsächlich wie ein Kind, das von seinen Gefühlen überwältigt ist, sich nicht beherrschen kann und wenig erwachsene Kontrolle über die Situation hat. Je stärker ein Schema ausgeprägt ist, umso stärker sind auch die Kindmodi, die zu diesem Schema gehören.

Sicher kennen Sie es auch, dass solche kindlichen Zustände emotional ganz unterschiedliche Qualitäten haben können. In der Schematherapie werden drei Arten von Kindmodi unterschieden. Von „verletzlichen“ Kindmodi sprechen wir, wenn sich Menschen schwach, angreifbar, traurig, hilflos oder ängstlich fühlen. Manchmal steht jedoch auch Ärger, Wut oder Trotz im Vordergrund; die Person benimmt sich bockig oder nimmt sich einfach impulsiv, was sie möchte. Entsprechend nennen wir dies einen „ärgerlichen“ oder „trotzigen“ Kindmodus. Schließlich können wir uns auch in kindlicher Weise heiter, fröhlich oder glücklich fühlen. Dann wird in der Schematherapie vom „glücklichen“ Kindmodus“ gesprochen.

Kindmodi erkennen

- *Verletzlicher Kindmodus:* traurig, einsam, verlassen, verzweifelt, hilflos, beschämt, unsicher, ängstlich
- *Ärgerlicher Kindmodus:* wütend, ärgerlich, trotzig, ungeduldig, impulsiv, undiszipliniert
- *Glücklicher Kindmodus:* leicht, glücklich, neugierig, sicher, freudig

Fallbeispiel: Tom (Forts.)

Bei *Tom* haben wir seinen verletzlichen, einsamen Kindmodus schon kennengelernt. Er wird z. B. ausgelöst, wenn Tom beobachtet, wie andere sich unterhalten, ohne ihn einzubeziehen, oder wenn er sich in beruflichen

Fragen mal unsicher fühlt. Dann fühlt er sich einsam und befürchtet Bloßstellung und Abwertung. Manchmal fühlt Tom jedoch auch unglaubliche, heiße Wut in sich hochsteigen und hat in so einem Zustand bereits mehrfach laut fluchend und Türen schlagend seinen Arbeitsplatz verlassen. Dies ist Toms ärgerlicher, impulsiver Kindmodus, der auf die Bühne tritt, wenn Tom sich von Vorgesetzten oder Kollegen ungerecht behandelt fühlt. Tom spürt in diesem Modus die gleiche Wut und Ohnmacht wie als Neunjähriger, wenn sein Vater ihn nachts umher schickte oder wenn er von Mitschülern auf dem Schulhof gepeinigt wurde.

2.1 Verletzliche Kindmodi

Wenn Sie in einem verletzlichen Kindmodus sind, fühlen Sie sich traurig, einsam, ängstlich; vielleicht auch beschämt, unsicher oder hilflos. Natürlich sind dies alles ganz normale menschliche Gefühle. In einer furchterregenden Situation ist es beispielsweise normal, sich ängstlich zu fühlen. Von einem Kindmodus würden wir dann sprechen, wenn die Situation selbst eigentlich gar nicht so bedrohlich oder unangenehm ist, wie es sich im Moment anfühlt.

Fallbeispiel: Anja

Anja (45) reagiert mit körperlicher Anspannung, Angst und Misstrauen, wenn ihr jemand freundschaftlich den Arm um die Schultern legt. Hier meldet sich Anjas missbrauchter Kindmodus.

Fallbeispiel: Alexander

Alexander (55) hat gerne Ordnung. In seiner Wohnung hat alles seinen festen Platz. Wenn Alexander etwas nicht gleich findet, reagiert er panisch und fängt eine hektische Suche an. Selbst nach Auffinden des Gegenstandes braucht er eine Weile, bis er sich beruhigen kann. Diese übermäßige Angst ist ein Zeichen von Alexanders ängstlichem Kindmodus.

Fallbeispiel: Pia

Unter Gleichaltrigen fühlt Pia (19) sich oft unwohl und fremd. Selbst wenn sie zu Partys eingeladen wird und die Freundinnen aus ihrem Schwimmverein sie gerne bei gemeinsamen Unternehmungen dabeihaben, denkt sie schnell, sie werde nur aus Höflichkeit dazu gebeten und sei gar nicht richtig gemeint. Dies ist ein Zeichen für ihren einsamen Kindmodus.

Der verletzliche Kindmodus spiegelt in aller Regel das Gefühl bzw. die Gefühle wider, die in der Kindheit problematisch waren. Diese Gefühle stellen gewissermaßen den Kern der entsprechenden Schemata dar. Wenn ich in meiner Kindheit so alleine war, dass ich ein Isolationsschema entwickelt habe, werde ich auch im Erwachsenenalter die Tendenz haben, mich alleine zu fühlen – selbst wenn ich objektiv möglicherweise gar nicht alleine bin. Wenn ich früh Angst und Verunsicherung erlebt habe, werde ich in vielen Situationen leicht das Gefühl bekommen, dass die Dinge unkontrollierbar und beängstigend sind.

Fallbeispiel: Anja (Forts.)

Anjas missbrauchter Kindmodus entwickelte sich durch die Erfahrung, sich nicht wehren zu können gegen die langen, innigen Umarmungen und Küsse eines Onkels, der sie bei Familienbesuchen kaum losließ, was Anja extrem unangenehm war.

Fallbeispiel: Alexander (Forts.)

Alexanders ängstlicher Kindmodus entwickelte sich durch die Interaktion mit seinem hoch perfektionistischen Vater, der Unordnung und Disziplinmangel bestrafte.

Fallbeispiel: Pia (Forts.)

Pia ist als Kind mehrfach umgezogen, zuletzt vor zwei Jahren, und musste immer wieder ihren Freundeskreis verlassen. Dadurch entstand nach und nach ihr einsamer Kindmodus.

Im Erwachsenenalter werden solche Kindmodi häufig gerade von solchen Situationen ausgelöst, die in irgendeiner Weise der Situation in der Kindheit ähneln. Dabei kann die Ähnlichkeit sehr oberflächlich sein und die ganze Situation sich heute ganz anders darstellen als damals. Wenn Menschen von ihren Schemata getrieben reagieren, dann ist das in aller Regel nicht sehr rational.

Fallbeispiel: Anja (Forts.)

So reagiert Anja auch dann spontan misstrauisch auf Berührungen, wenn sie von guten Freundinnen umarmt wird. Sie fühlt sich mit diesen ansonsten sehr sicher und weiß, dass ihre Freundinnen absolut bereit sind, auf ihre Anliegen und Gefühle einzugehen. Trotzdem hat Anja sich bisher nicht getraut, ihnen zu sagen, dass ihr weniger körperliche Nähe viel lieber wäre.

Allerdings sind Kindmodi keinesfalls auf solche Situationen beschränkt, die in der Kindheit auffällig waren. Auch alle möglichen anderen Situationen, die emotional stressig oder herausfordernd sind, können unsere Kindmodi auslösen. Je stärker bei einem Menschen ein Schema ausgeprägt ist, umso leichter können die entsprechenden Gefühle ausgelöst werden – und umso größer ist die Menge an Situationen, in denen der Modus auftreten kann.

Fallbeispiel: Alexander (Forts.)

Bei Alexander ist das Schema der „überhöhten Standards“ stark ausgeprägt. Es ist verbunden mit einem dominanten Gefühl von Angst vor Zurückweisung und diffusen Versagensängsten, wenn er sich nicht an seine Prinzipien (Ordnung, Disziplin) hält (ängstlicher Kindmodus). Er hält nicht nur seine Wohnung penibel sauber, sondern auch seinen Arbeitsplatz, plant Unternehmungen immer lange im Voraus und ist ausgesprochen unflexibel bezüglich alltäglicher Terminänderungen oder Zwischenfälle. Aber auch in ganz anderen Stresssituationen, z. B., wenn Alexander eine fachliche Auseinandersetzung mit einem Kollegen hat oder wenn er im Stau steht, wird sein ängstlicher Kindmodus getriggert. Er fühlt sich dann so unsicher, dass er sich nur mit Mühe konzentrieren kann, stark angespannt ist und schlecht schläft.

Fallbeispiel: Pia (Forts.)

Bei Pia ist das Schema der „Isolation“ zwar vorhanden, aber es ist nicht stark ausgeprägt. Sie weiß, dass es immer einige Jahre dauert, bis sie sich an einem Ort wirklich heimisch und mit anderen Menschen verbunden fühlt. Wenn sie sich mal wieder von einer Einladung „nicht persönlich gemeint“ fühlt, bespricht sie das in der Regel mit ihrer Mutter und ist mit deren Hilfe fähig, zu prüfen, ob ihre Sorge berechtigt ist oder nicht. Meistens ist sie es nicht. Dann kann Pia sich auch über die Einladung freuen und sich zugestehen, dass sie eben eine Weile braucht, bis sie an neuen Orten ein tiefes Vertrauen in ihre Freunde entwickelt.

Die meisten Menschen erleben solche Modi häufiger und intensiver, wenn sie sich insgesamt gestresst, überfordert oder gesundheitlich angeschlagen fühlen. Vielleicht kennen Sie es von sich selbst, dass in ruhigen und entspannten Zeiten nur selten die kindlichen Gefühle auftreten, zum Beispiel im Urlaub oder am Wochenende mit Freunden. Aber wenn sich die Belastungen häufen, die Arbeit stark fordert, Familienmitglieder krank werden, das Geld knapp ist oder alles auf einmal – dann passiert es plötzlich dauernd, dass man sich ängstlich, angegriffen oder alleine fühlt.

Möglicherweise möchten Sie jetzt einwenden, dass es doch real bedrohlich und fordernd sein kann, wenn wichtige Angehörige schwer krank werden und das Geld knapp wird. Damit haben Sie natürlich recht! Vom Auftreten eines Kindmodus würde man nur dann sprechen, wenn das Gefühl intensiver ist, als die Situation eigentlich nahelegt. Dass Sie sich Sorgen machen und sich vielleicht ängstlich fühlen, wenn Ihr Konto tief in den roten Zahlen versinkt, hat wahrscheinlich nichts mit einem Kindmodus zu tun. Aber vielleicht machen sie sich auch schon Gedanken, wenn eine Rechnung kommt, die Sie noch locker begleichen können. Auf einmal treten dann starke finanzielle Sorgen auf, die dadurch absolut nicht – und auch sonst durch nichts anderes – gerechtfertigt sind.

Fallbeispiele

Angemessen ist zum Beispiel das kurze Gefühl der Hilflosigkeit, das *Jolanda* (19) erlebt, als sie nach ihrem Auszug von zu Hause erstmals eine Waschmaschine bedienen muss. Bisher hat dies immer ihre überfürsorgliche Mutter übernommen. In einem ängstlich-hilflosen Kindmodus hingegen befindet sich *Marc* (45), der in fremden Städten nicht mit dem öffentlichen Nahverkehr fahren kann, weil er mit den Fahrscheinautomaten nicht zurechtkommt und sich schämt, andere um Hilfe zu bitten. *Cornelia* (22) hat einen hilflos-abhängigen Kindmodus entwickelt, der noch wesentlich stärker ist. Sie lebt nach mehreren abgebrochenen Ausbildungen weiterhin bei ihrer Mutter, ist alltagspraktisch und emotional völlig auf diese angewiesen, und fragt sich, wie sie je auf eigenen Beinen stehen soll.

> Auch Schuldgefühle sind manchmal angemessen, z. B. bei *Johan* (17), der als Jugendtrainer im Fußballclub tätig ist. Er hat einen Fünfjährigen so grob angefahren, dass dieser weinen musste. Im Gegensatz zu diesem der Situation angemessenen Schuldgefühl zeigt sich ein verletzlicher Kindmodus mit übermäßigen Schuldgefühlen bei *Nadine* (33), die sich jedes Mal schuldig fühlt, wenn sie mitbekommt, dass sich Freunde von ihr streiten.

In der Schematherapie geht es bezogen auf verletzliche Kindmodi zunächst darum, diese zu verstehen und ihre biografische Entstehung nachzuvollziehen. Dann ist es wichtig, nach Wegen zu suchen, wie diese Modi so viel Trost und Zuwendung erfahren können, dass es ihnen mit der Zeit immer besser geht. Das Ziel ist es insgesamt, dass sich die Betroffenen mit der Zeit weniger verletzlich und stattdessen zufriedener und selbstbewusster fühlen. Wie das funktionieren kann, wird in Kapitel 6 beschrieben.

2.2 Ärgerliche Kindmodi

Ärgerliche Kindmodi sind eher mit sogenannten „heißen Emotionen" verbunden. Damit ist gemeint, dass man relativ stark aktiviert ist und Gefühle gewissermaßen stark nach außen drängen. Das ist besonders bei Ärger, Wut oder Trotz der Fall. Solche Gefühle zeigen an, dass ein Bedürfnis nicht erfüllt ist. Zum Beispiel ärgere ich mich über jemanden, weil er vergessen hat, etwas zu erledigen, was mir wirklich wichtig war. Oder ich bin trotzig, weil ich das Gefühl habe, dass jemand immer wieder über meine eigenen Vorstellungen hinweggeht. Wenn ich diese Gefühle zeige, drücke ich also verletzte Bedürfnisse von mir aus. Dabei kann es problematisch sein, wenn ich diese Gefühle zu stark äußere – möglicherweise schieße ich dann über das Ziel hinaus und erreiche wieder nicht, dass meine Bedürfnisse ernst genommen werden.

Beispiele für Verhalten im ärgerlichen Kindmodus

- Jemanden impulsiv anmotzen oder anschreien
- Türen schlagen
- Laut hupen
- Etwas zu Boden schleudern
- Jemanden spontan schlagen

Unseren ärgerlichen Kindmodus halten wir meistens gut in Schach. Wenn er sich zeigt, dient er wie ein Ventil dazu, starken inneren Druck (Ärger, Wut, Racheimpulse, Ungerechtigkeitserleben) schnell zu reduzieren, der sich in der konkreten Situation aufgebaut hat. Genauso problematisch ist es, wenn Ärger als trotziger Kindmodus auftritt. Dann ist es für mein Gegenüber noch schwerer oder gar nicht zu erkennen, welche meiner Bedürfnisse eigentlich gerade verletzt sind und was ich mir in der konkreten Situation eigentlich erhoffe.

Beispiele für Verhalten im trotzigen Kindmodus

- „Alles in Ordnung" sagen und dabei den Blick abwenden
- Schnippisch und kurz angebunden reagieren
- Aufgaben nur noch halbherzig erledigen oder „vergessen"
- Sich „eingeschnappt" zurückziehen und warten, dass der andere sich von alleine entschuldigt

Eine recht hohe Ähnlichkeit mit ärgerlichen Kindmodi haben solche Modi, in denen sich impulsives Verhalten oder ein Mangel an Disziplin ausdrückt. Sogenannte „impulsive Verhaltensweisen" beinhalten Aktivitäten, die möglicherweise viel Lust und Genuss bereiten, aber ebenfalls meist aus gutem Grund recht stark kontrolliert werden.

Beispiele für Verhalten im impulsiven Kindmodus

- Übermäßig viel essen
- Sex mit Leuten haben, die man kaum kennt
- Dinge kaufen, für die man eigentlich kein Geld hat
- Einen Kurzurlaub machen, statt die dringenden Reparaturen in der Wohnung zu erledigen
- Im Casino viel Geld einsetzen
- Sehr schnell Auto fahren
- Viel Alkohol trinken

Mangelhafte Disziplin drückt sich dadurch aus, dass langweilige oder unangenehme Aufgaben und Pflichten nicht ausreichend erledigt werden. Der Betreffende hat dazu keine Lust, kann sich nicht aufraffen, der innere Schweinehund gewinnt oder es findet sich doch immer jemand anderes, der die unangenehmen Dinge erledigt.

Fallbeispiel: Maren

Maren (55) hat sich vorgenommen, an diesem Wochenende ihre Steuererklärung zu machen. Sie wurde schon gemahnt. Nach einer halben Stunde bricht sie frustriert ab und packt ihre Badetasche, um den Rest des Tages am See zu verbringen. Auch am Sonntag arbeitet sie insgesamt nur eine Stunde weiter, unterbricht sich dabei aber permanent selbst mit Telefonaten, Kaffeetrinken, Aufräumen etc., sodass daraus insgesamt drei Stunden werden. Im Aufschiebeverhalten, der mangelnden Ausdauer und den positiven Ablenkungen zeigt sich Marens impulsiver und undisziplinierter Kindmodus.

Fallbeispiel: Peter

Peter (42) hat angeboten, seinem Kollegen bei der Organisation eines Betriebs-Sommerfestes zu helfen. Er ruft bei mehreren Lokalen an und fragt nach freien Räumlichkeiten. Die Informationen leitet er weiter. Als sein Kollege ihn bittet, auch die Speisekarten, Preise und möglichen Anfahrtswege zu prüfen, ärgert sich Peter. Er findet, eigentlich habe er seinen Auftrag schon erledigt und der Kollege solle ihm dankbar sein. Ab jetzt dominiert Peters trotziger Kindmodus. Er ruft nur bei einem Lokal an. Auf Nachfragen von seinem Kollegen reagiert er ausweichend und mürrisch. Auch „verpasst" er die weiteren Treffen des kleinen Organisationskomitees.

Fallbeispiel: Sven

Sven (27) hat einen Konflikt mit seiner Partnerin, die ihn bittet, mehr Zeit zu Hause zu verbringen. Sven selbst findet, dass er seine sportlichen Aktivitäten und Treffen mit Freunden bereits extrem eingeschränkt hat. Ihr Anliegen aktiviert seinen impulsiven, ärgerlichen Kindmodus: Er fühlt sich massiv eingeengt und schreit sie an, dann könne er sich ja auch gleich im Haus anketten und dafür könne sie sich einen anderen Depp suchen. Dann verlässt er Türe schlagend die Wohnung.

Die Aktivierung von verletzlichen und ärgerlichen Kindmodi hängt bei vielen Menschen eng zusammen. Wenn ich mich beispielsweise darüber ärgere, dass jemand etwas, was mir wichtig ist, nicht erledigt hat, so fühle ich mich möglicherweise gleichzeitig von dieser Person nicht ernst genommen, nicht gemocht oder gar abgelehnt oder erniedrigt. Der Ärger kann dann Teil des ärgerlichen Kindmodus sein, während das Gefühl von Ablehnung eher zum verletzlichen Kindmodus gehört.

Manchmal ist es allerdings auch so, dass im Grunde ein verletzlicher Kindmodus angesprochen wurde – diese Gefühle werden jedoch gar nicht gespürt oder zugelassen. Stattdessen „springt der ärgerliche Kindmodus an" und nur der Ärger dringt nach außen. Letztlich gehören jedoch beide Gefühle zusammen. Die verletzlichen Gefühle zeigen mir, was ich brauche und was mir wichtig ist; der „heiße" Ärger hilft mir, das auch energisch zum Ausdruck zu bringen.

Fallbeispiel: Christa

Christa (58), eine erfahrene Pflegekraft und Stationsleiterin, arbeitet seit kurzem mit einem jungen, dynamischen Oberarzt (34) zusammen, der am liebsten im Vorbeigehen wichtige Neuerungen bespricht und Aufträge verteilt. Christa hingegen braucht etwas Zeit und geschlossene Türen, um Dinge in Ruhe zu besprechen. Sie fühlt sich von der Spontaneität des Oberarztes jedes Mal überrumpelt, unter Druck gesetzt und zu schnellen Reaktionen gezwungen (sich unterwerfender Bewältigungsmodus), was sie zunehmend ärgert. Allerdings verbirgt dieser Ärger weitere Gefühle: Christa fühlt sich übersehen, nicht ernst genommen und ausgeliefert (verletzlicher Kindmodus). Als der Oberarzt erneut mit einem Anliegen kurz vorbeikommt, platzt ihr der Kragen. Sie giftet ihn an, jetzt im Moment habe sie sicher keine Zeit, was er sich eigentlich denke, immer so fordernd aufzutreten, so eine schlechte Kooperation habe sie noch nie erlebt, und sie sei wahrlich schon lange im Beruf (wütender Kindmodus).

Selbstverständlich ist nicht jedes ärgerliche Gefühl automatisch ein ärgerlicher Kindmodus! Im Gegenteil – Ärger ist ein sehr gesundes Gefühl, das für uns eine wichtige Signalfunktion hat. Schließlich zeigt Ärger an, wo Bedürfnisse verletzt werden und was in Zukunft anders laufen muss. Auch hier gilt: Von einem ärgerlichen Kindmodus sprechen wir dann, wenn der Ärger für die gegebene Situation eigentlich übertrieben und unangemessen erscheint. Wenn Sie sich beispielsweise über einen Falschparker ärgern, der Ihr Auto so zugeparkt hat, dass Sie nicht mehr losfahren können, ist das wahrscheinlich ein ganz normaler Ärger. Dieser könnte umso stärker sein, je wichtiger der Termin ist, zu dem Sie gerade fahren wollen. Manche Menschen ärgern sich aber auch dann über einen Falschparker, wenn dieser für sie gar keinen Nachteil anrichtet, einfach zum Beispiel, weil dieser sich etwas erlaubt, was sie sich selbst niemals erlauben würden! Möglicherweise schwingen dann sogar Gefühle wie Neid oder Hass mit, obwohl diese Person ihnen „eigentlich" gar nichts getan hat. Dann ist es ziemlich wahrscheinlich, dass ein ärgerlicher Kindmodus im Spiel ist.

Wie bei den verletzlichen Kindmodi auch, ist der Ursprung ärgerlicher Kindmodi aus der Biografie heraus zu verstehen. Die Betroffenen haben beispielsweise immer wieder erlebt, dass ihre Bedürfnisse im Vergleich zu den Bedürfnissen anderer Menschen keine Rolle gespielt haben. Oder sie sind regelmäßig überfordert worden. Oder es wurden ihnen Vorwürfe gemacht für Sachverhalte, für die sie keinerlei Verantwortung trugen. Manchmal haben die Betroffenen dann auch als Kinder schon intensive Wut erlebt und ausgedrückt. Oft waren Wut oder Ärger aber auch unterdrückt. Das ist besonders dann der Fall, wenn der Ausdruck von Wut entweder bestraft wurde oder dem Kind deshalb ein schlechtes Gewissen gemacht wurde.

Fallbeispiel: Tom (Forts.)

Tom beispielsweise, den wir ganz am Anfang kennengelernt haben, spürte jedes Mal eine enorme Wut, wenn sein betrunkener Vater ihn nachts mit sinnlosen Aufträgen umher schickte. Da die Gewaltbereitschaft seines Vaters aber unter Alkohol noch verstärkt wurde, blieb Tom in solchen Situationen still und fügte sich. Heute reagiert er auf Ärger entweder mit Stillhalten oder impulsivem Ärgerausdruck.

Fallbeispiel: Christa (Forts.)

Christa, von der wir eben gehört haben, wurde hingegen vermittelt, sich für eigene Anliegen zu schämen. Sie wuchs als Älteste mit vier Geschwistern auf, ihre Eltern waren Flüchtlinge, die Familie war arm und lebte beengt, die Mutter war oft krank. Dann mussten alle Kinder noch leiser sein als sonst. Der Vater sagte oft: „Sonst geht es der Mutti noch schlechter." Insbesondere Christa musste sich um die jüngeren Geschwister kümmern und schon als Neunjährige den Haushalt maßgeblich mitversorgen. Viel lieber hätte sie mit ihren Freundinnen gespielt. Auch ihre Brüder hatten viel weniger Aufgaben zu Hause. Als sie einmal ihrem Vater sagte, wie ungerecht sie das fand, antwortete er, dass darüber die Mutti sicher sehr traurig wäre, wo sie sie doch so brauchen würde, und dass sie einen Streit sicher nicht vertragen würde. Das beschämte Christa sehr und aktivierte starke Schuldgefühle. Bis heute verhindern Scham- und Schuldgefühle, dass Christa klar ihre Wünsche und Bedürfnisse äußert, wenn etwas sie ärgert. Sie schiebt ihren Ärger so lange zur Seite, bis er sich in Form unfreundlicher, giftiger Kommentare zeigt, so wie gegenüber ihrem neuen Oberarzt.

Fallbeispiel: Patrick

Patrick (41) war ein Kind mit vielen Ideen, vielen Freunden und schlechten Schulnoten. Er lernte langsam und konnte sich nicht lange konzentrieren, auch wenn er sich bemühte. Trotzdem zwang seine Mutter ihn, die ganzen Hausaufgaben ohne Pause am Stück zu erledigen, selbst wenn er dafür Stunden brauchte. Patrick fand diese Regelung quälend und äußerte dies auch, jedoch ohne Erfolg. Immer wieder wuchs in solchen Situationen eine intensive Wut auf seine Mutter, sodass er Hefte und Schulranzen zu Boden schleuderte, herumschrie und an die Wand oder den Tisch schlug. Auch sonst wurde Patrick zunehmend reizbar, witterte schnell Ungerechtigkeiten, und begann oft Raufereien mit Mitschülern. Bis heute reagiert Patrick schnell bissig, aggressiv und sehr abwertend, wenn er den Eindruck hat, jemand nehme nicht genug Rücksicht auf ihn.

In der Schematherapie geht es darum, zu verstehen, welche enttäuschten Bedürfnisse hinter dem ärgerlichen Kindmodi stehen. Es gilt, nach Wegen zu suchen, diese Bedürfnisse im Leben der Betroffenen besser zu erfüllen. Dafür kann es auch notwendig sein, solche Bedürfnisse auf gesündere Weise, also nicht im ärgerlichen Kindmodus, auszudrücken. Darauf wird genauer in Kapitel 6.3 eingegangen.

2.3 Glücklicher Kindmodus

Ein starker glücklicher Kindmodus ist ein Hinweis auf eine gute psychische Gesundheit. Diesen entwickeln Menschen, wenn sie bereits als Kind ausreichende Möglichkeiten haben, sich zu freuen, positive Dinge mit anderen Menschen zu erleben und sich in Beziehungen wohlzufühlen. Wenn die eigenen Bedürfnisse ernst genommen und erfüllt werden, wenn ich mit anderen lachen und Spaß haben kann, dann habe ich wahrscheinlich auch einen starken glücklichen Kindmodus. In der Regel müssen dazu alle zentralen Bedürfnisse von Kindern zumindest in einem gewissen Maße erfüllt werden.

Emotionale Grundbedürfnisse hat jeder Mensch, sie können jedoch unterschiedlich stark ausgeprägt sein. In der Schematherapie unterscheidet man fünf Bereiche von Grundbedürfnissen.

Emotionale Grundbedürfnisse

- *Sichere Bindung zu anderen Menschen.* Das umfasst Bedürfnisse nach liebevoller Zuwendung, Sicherheit, Stabilität und Verlässlichkeit in Beziehungen, das Gefühl der Zugehörigkeit, und die Erfahrung von Liebe, Respekt und Akzeptanz durch andere.
- *Unabhängigkeit, Kompetenz und Identitätsgefühl.* Dies bedeutet, eine Vorstellung davon zu haben, was einen als Mensch ausmacht, was man gut kann und wie man selbstständig im Alltag zurechtkommt.
- *Freiheit, berechtigte Bedürfnisse und Gefühle auszudrücken.* Dies umfasst das Bedürfnis danach, eigene Gefühle, Bedürfnisse und Wünsche ausdrücken zu dürfen und mit diesen respektiert zu werden, auch wenn die eigene Sichtweise von der Sichtweise anderer abweicht.
- *Spontaneität, Spiel und Spaß.* Dies meint das Bedürfnis nach lustigen, spontanen, zweckfreien und erholsamen Aktivitäten im Leben.
- *Realistische Grenzen.* Kinder benötigen auch Grenzen. Sie fühlen nicht unbedingt ein direktes Bedürfnis danach – aber Grenzen sind wichtig, weil sie uns helfen, zu verstehen, was wir zu tun und zu lassen haben. Nur wenn ich klare Grenzen spüre, kann ich lernen, mich im sozialen Umfeld angemessen zu verhalten.

Wer als Kind einen starken glücklichen Modus ausbilden konnte, hat gute Chancen, ihn auch im Erwachsenenleben zu halten. Dann kann man einfach mal herzhaft lachen, mit anderen Menschen lustige Dinge unternehmen oder sich unbeschwerten Genuss erlauben. Wer als Kind jedoch wichtige Bedürfnisse dauerhaft nicht erfüllt bekam und nicht gelernt hat, mit anderen Freude zu erleben, wird vermutlich auch als Erwachsener einen eher schwachen glücklichen Kindmodus aufweisen.

Fallbeispiel: Tom (Forts.)

Tom fühlt sich im Alltag meistens leicht niedergeschlagen oder einfach nur leer. Er hat in seiner Kindheit nur einen schwachen glücklichen Kindmodus entwickeln können. Zu oft fühlte er sich damals ausgeschlossen, gedemütigt, missbraucht, ängstlich oder wütend. Aber wenn er gelegentlich einen Freund besucht, der einen Hund besitzt, und dieser freudig an ihm hochspringt, fühlt Tom sich glücklich und unbeschwert (glücklicher Kindmodus). Er spielt mit dem Hund, krault ihn, streichelt ihm über das Fell und lacht viel mehr als sonst. Diese Begegnungen erinnern ihn an die Leichtigkeit und Geborgenheit, die er auch schon als Kind im Umgang mit Tieren entwickelt hat.

Fallbeispiel: Karin (Forts.)

Karin, die wir ebenfalls schon am Anfang kennengelernt haben, hat einen etwas stärker ausgeprägten glücklichen Kindmodus. Zwar dreht sich bei ihr sehr vieles um Leistung und Anerkennung und sie gönnt sich nur sehr selten Freiheiten. Aber es gibt doch immer wieder Momente, in denen sie sich entspannt und glücklich fühlt. Das ist z. B. der Fall, wenn sie alle zwei Monate mit ihrer Freundin Brigitta telefoniert. Sie kennt Brigitta schon aus der Grundschule und hat sich schon damals von ihr angenommen und gemocht gefühlt. Auch bei Comics und lustigen Filmen kann Karin sich entspannen. Höchst selten erlaubt sie sich auch, nach dem Mittagessen zwei Stunden heimzugehen und sich auf ihrem Balkon zu sonnen, bevor sie wieder arbeiten geht.

Das Ziel der Schematherapie mit dem glücklichen Kindmodus besteht darin, diesen Modus zu stärken und seinen Einfluss im Leben der Betroffenen zu vergrößern. Der Aufbau von Freude, Genuss, Spaß und Glück sind also zentrale Ziele.

3 Ungünstige Elternmodi

Ungünstige Elternmodi sind meist recht eng mit den Kindmodi verbunden. Damit ist gemeint, dass Menschen, die starke ärgerliche oder traurige Kindmodi haben, oft auch unter starken ungünstigen Elternmodi leiden. Solche Elternmodi sind wie innere Stimmen oder Botschaften, in denen man sich selbst kritisiert, unter Druck setzt, abwertet oder schlechtmacht. Sie hängen oft mit den Botschaften der Personen zusammen, die einem als Kind das Gefühl gegeben haben, wertlos, ungeliebt oder ungenügend zu sein.

Wie die Kindmodi treten auch Elternmodi in unterschiedlichen Formen auf. Manchmal geht es vor allem darum, von sich selbst sehr viel zu fordern, perfektionistisch zu sein und sich keine Fehler zuzugestehen. Dann sprechen wir von sogenannten fordernden oder leistungsfordernden Elternmodi. Manche Menschen haben jedoch auch das Gefühl, von Grund auf schlecht, nicht liebenswert oder wertlos zu sein. Solche Elternmodi haben oft einen sehr strafenden Charakter. Und in anderen Fällen sind es eher Gefühle von Schuld, übermäßiger Verantwortung oder Für-alles-zuständig-Sein, die uns auffordern, insbesondere in Beziehungen immer für die anderen da zu sein. Solche Elternmodi nennen wir schuldinduzierende Elternmodi.

3.1 Leistungsfordernde Elternmodi

Fallbeispiel: Andreas

Andreas (59) arbeitet sehr viel. Er leitet als Metzgermeister einen Familienbetrieb, der seit vier Generationen in der Familie ist. Seine Frau (53, Fachangestellte im Familienbetrieb) sieht er kaum, und selbst wenn er zu Hause ist, arbeitet er auch dort häufig am PC weiter oder führt Telefonate. Obwohl er inzwischen einige sehr kompetente Mitarbeiter hat und sein ältester Sohn, inzwischen ebenfalls Metzgermeister, auch mitarbeitet, gönnt sich Andreas nur zwei freie Tage pro Monat und einen zweiwöchigen Sommerurlaub. Abends ist er sehr müde. Früher hat er gerne Fußball gespielt und ist mit seinen Vereinskollegen manchmal weggegangen, was ihm viel Spaß gemacht hat. Auch die Zeit im Tanzverein mit seiner Frau hat ihm eigentlich gut gefallen. All das liegt heute nicht mehr drin, findet Andreas, denn der Betrieb muss sich von Konkurrenz abheben und halbe Sachen zählen nicht.

Bei Andreas liegt ein starker fordernder Elternmodus vor. Bei diesen Elternmodi geht es vor allem um Leistung, Perfektion und darum, keine Fehler zu machen. Vielleicht hat der Betroffene das Gefühl, dass es unlauter ist, sich Pausen oder Erholung zu gönnen. Oder es kommt nicht infrage, in irgendetwas schlechter zu sein als ein Kollege. Man fühlt sich permanent unter Druck, vielleicht auch wie in einem Hamsterrad.

Biografisch können solche Elternmodi bei Menschen entstehen, die tatsächlich sehr leistungsfordernde Eltern haben, die beispielsweise größten Wert auf gute Noten und andere gute Leistungen legten. Auch andere Personen, zum Beispiel Musik- oder Sportlehrer, Trainer oder andere Autoritäten können insbesondere in der Jugend sehr prägend wirken und solche Elternmodi hervorrufen.

Manchmal waren Menschen mit stark fordernden Elternmodi aber in ihrer Kindheit auch gar nicht unbedingt starken Forderungen ausgesetzt. Vielmehr hatten sie beispielsweise Eltern, denen Leistung selbst sehr wichtig war und die – gewissermaßen ohne Worte – ihren Kindern Perfektionismus und hohe Ansprüche vorlebten. Diese Art, bestimmte Muster zu erlernen, nennt man in der Psychologie auch „Lernen am Modell". Damit ist gemeint, dass man sich Dinge von anderen abschaut, auch wenn man nicht direkt dazu aufgefordert wird.

Fallbeispiel: Andreas (Forts.)

Andreas war als Kind mehreren Einflüssen ausgesetzt: Er erlebte täglich, wie viel seine Eltern für die Metzgerei arbeiteten und dass kaum Zeit für Erholung und Entspannung blieb (Lernen am Modell). Zusätzlich vermittelte seine Mutter ihm auch direkt, dass hohe Leistungen erwartet werden. Sie schimpfte, wenn er in der Schule mal eine 3 geschrieben hatte, und leitete ihn dann intensiv zum zusätzlichen Üben an. Auch sagte sie oft Sprüche wie „Entweder man macht etwas ganz oder gar nicht" oder „Das Leben ist kein Zuckerschlecken".

Wie bei den Kindmodi gilt auch hier: Nicht jede Forderung an sich selbst, nicht jeder Anspruch an die eigenen Leistungen ist gleich ein ungünstiger Elternmodus! Vielmehr ist es wichtig, sich gelegentlich auch Disziplin abzuverlangen oder sich manchmal hohe Ziele zu setzen, um in bestimmten Bereichen im Leben weiterzukommen. Ein fordernder Elternmodus ist dann im Spiel, wenn die eigenen Ansprüche die eigenen Kräfte übersteigen oder wenn die Forderungen des Elternmodus unrealistisch sind. Wichtig ist immer eine gute Balance zwischen Selbstdisziplin und Vergnügen, zwischen Leistungsdenken und einer entspannten Haltung!

Fallbeispiel: Andreas (Forts.)

Andreas ist diese Balance abhandengekommen. Sein leistungsfordernder Elternmodus lässt fast keinen Raum für Erholung, Entspannung, Sport und Vergnügen. Darunter leidet inzwischen die Beziehung zu seiner Ehefrau, er fühlt sich gesundheitlich angeschlagen und seine Stimmung ist oft gereizt und bedrückt.

Fallbeispiel: Marie

Ganz anders sieht es bei seiner Frau Marie (55) aus. Marie arbeitet ebenfalls sehr viel für den Betrieb. Aber sie sorgt auch dafür, dass ausreichend gut geschultes Personal da ist, dass neue Einkunftsquellen sprudeln (Lieferservice, Catering, Kooperation mit einer Großküche) und dass sie sich zwischen den fordernden Arbeitstagen erholen kann. Abends geht Marie einmal in der Woche zur Gymnastik und trifft sich danach mit ihren Freundinnen, sie fährt oft Rad und schaut gerne Krimis im Fernsehen an.

3.2 Strafende Elternmodi

Strafende Elternmodi vermitteln dem Betroffenen das Gefühl, im Kern wertlos, nicht liebenswert oder ungenügend zu sein. Dabei geht es oft um die Person als Ganzes und nicht nur um einzelne Aspekte wie zum Beispiel die Leistung in einem bestimmten Bereich. Diese Modi können daher noch schmerzhafter sein als fordernde Elternmodi. Man fühlt sich schlecht, beschämt oder minderwertig.

Diese Art von Elternmodi entsteht oft, wenn Kinder körperliche, verbale oder sexuelle Gewalt erlebt haben. Solche Erfahrungen vermitteln ein starkes Gefühl von Wertlosigkeit und Hilflosigkeit, die zur Ausbildung von starken Schemata und damit auch von starken strafenden Elternmodi führen. Auch schwere Strafen können zu solchen Modi führen. Möglicherweise war ein Elternteil auch psychisch krank und hat zum Beispiel in depressiven Phasen dem Kind vermittelt, dass es eine Belastung sei. Selbst wenn dieses Elternteil das Kind im Grunde sehr liebte, kann dadurch ein ausgeprägt strafender Elternmodus entstehen.

Strafende Elternmodi liegen sowohl bei Tom als auch bei Karin vor, jedoch in sehr unterschiedlicher Form.

Fallbeispiel: Tom (Forts.)

Bei Tom entstand durch die Beziehung mit seinem gewaltbereiten und unberechenbaren Vater und seiner emotional abweisenden Mutter ein starker strafender Elternmodus, in dem er diese Beziehungserfahrungen verinnerlichte. Dieser Modus vermittelt ihm, er sei wertlos und nicht in Ordnung, müsse für Fehler bestraft werden und seine Bedürfnisse seien albern und unwichtig.

Fallbeispiel: Karin (Forts.)

Der strafende Elternmodus von Karin ist subtiler und mischt sich mit einem leistungsfordernden Elternmodus. Seine Botschaft ist: „Du bist nur liebenswert und wirst nur wahrgenommen, wenn du etwas Besonderes leistest." Dieser Modus setzt Karin unter hohen Leistungsdruck. Auch sorgt er dafür, dass sie sich schnell schämt und sich oft minderwertig fühlt. Das ist z.B. der Fall, wenn sie, wie eigentlich meistens, ganz „normale" Leistungen erbringt, sich mit Forschungsproblemen herumschlägt oder auf ihr ruhiges und keineswegs „besonderes" Privatleben angesprochen wird. Wenn jemand tatsächlich einen Fehler oder eine Schwäche in einem Forschungsergebnis entdeckt, fühlt Karin sich „wie vernichtet".

Strafende Elternmodi und eine gesunde Einschätzung der Situation sind in der Regel sehr deutlich unterschiedlich. Natürlich gibt es Situationen, in denen man sich für das eigene Verhalten schämt oder unglücklich darüber ist, wie man sich in einer Sache benommen hat. Das kann angemessen und gesund sein, solange es sich auf einzelne Verhaltensweisen oder schwierige eigene Eigenschaften bezieht. Wenn ich jedoch das Gefühl habe, im Ganzen als Mensch wertlos oder nicht liebenswert zu sein, ist ziemlich sicher ein strafender Elternmodus im Spiel!

Fallbeispiel: Björn

Björn (40) gratuliert anderen immer pünktlich zum Geburtstag. Für ihn ist dies ein Zeichen von Verbindlichkeit, Anstand und Respekt. Heute fällt ihm siedend heiß ein, dass er den Geburtstag seiner Schwester vor zwei Wochen verpasst hat. Er schämt sich dafür richtig. Dieses Schamgefühl ist angesichts der Erwartungen, die von Björn und seiner Familie geteilt werden, angemessen.

Fallbeispiel: Simon

Simon (33) hingegen wird permanent von einem Gefühl der Minderwertigkeit und Scham begleitet. Selbst wenn in seinem Beruf als Hotelfachmann alles gut läuft und er sich mit seinen Freunden trifft, leidet er permanent unter dem Eindruck, er könne eigentlich nichts, sei nicht liebenswert und nicht akzeptabel, so wie er sei. Hier meldet sich sein strafender Elternmodus.

3.3 Schuldauslösende Elternmodi

Manche Menschen fühlen sich insbesondere schuldig und übermäßig verantwortlich für andere. Sie haben das Gefühl, ein schlechter Mensch zu sein, wenn sie nicht immer für die Belange und Bedürfnisse anderer da sind. Sie fühlen sich egoistisch, wenn sie auch einmal ihre eigenen Bedürfnisse beachten. Die Forderungen des Elternmodus beziehen sich hier also vor allem darauf, ein guter Mensch zu sein und in Beziehungen für andere da zu sein. Sie sind insofern unangemessen, als sie nicht erlauben, auch die eigenen Bedürfnisse und Grenzen zu berücksichtigen.

Fallbeispiel: Christa (Forts.)

Die Krankenschwester und Stationsleiterin Christa, die wir oben schon kennengelernt haben, macht z. B. häufig Überstunden. Sie möchte, dass es ihren Mitarbeiterinnen und den Patienten möglichst gut geht, dass alle gut versorgt sind und die Prozesse gut laufen. Sonst würde sie sich schuldig fühlen. Um das zu verhindern, nimmt sie sich oft und viel Zeit für Gespräche und Organisatorisches, auch wenn das auf Kosten ihrer Freizeit geht und Christa sich nach dem Dienst sehr oft abgespannt, leicht ärgerlich und traurig fühlt.

Biografisch sind solche Modi häufig durch Modelle entstanden. Die Betroffenen haben häufig Elternteile – oft die Mutter –, die sich selbst stark für andere aufgeopfert haben. Möglicherweise hatte der Vater ein Alkoholproblem und die Mutter hat alles dafür getan, ihn zu stabilisieren und das Problem zu verbergen, selbst wenn der Vater ungerecht und aggressiv war. Oder die Mutter hat sich aufopferungsvoll um ihre eigene Mutter gekümmert, die sich dafür jedoch nicht bedankt, sondern ihrer Tochter nur Vorwürfe gemacht hat. In solchen Fällen war die Beziehung zwischen Mutter und Tochter häufig schon das ganze Leben durch Vorwürfe und Aufopferung geprägt. Auf die nächste Tochter überträgt sich dieses Muster dann möglicherweise weiter.

Ein anderer typischer Weg zur Entwicklung eines schuldinduzierenden Elternmodus ist die zu frühe Verantwortung für erkrankte Personen, häufig Familienangehörige wie ein Eltern- oder Großelternteil. Wenn ein Kind zum Beispiel eine depressive oder sehr ängstliche Mutter hat, kann es vorkommen, dass diese Mutter schon früh Unterstützung und Gesellschaft durch das Kind einfordert. Möglicherweise vermittelt sie, dass es ihr schlecht geht, wenn das Kind seine eigenen Wege geht. Das kann beim Kind zu einem Gefühl von übermäßiger Verantwortung führen und zu Schuldgefühlen, wenn es eigene Bedürfnisse berücksichtigt.

Fallbeispiel: Christa (Forts.)

Diesen Entstehungsweg für ihren schuldinduzierenden Elternmodus hat Christa genommen, die ihre eigenen Bedürfnisse zugunsten ihrer Familie und insbesondere ihrer kranken Mutter zurücknehmen musste. Sie bekam vermittelt, dass es ihre Schuld sei, wenn es der Mutter schlechter gehen sollte.

Fallbeispiel: Carmen

Die Mutter von Carmen (33) litt in Carmens Kindheit und Jugend immer wieder an Depressionen. Die Mutter sagte oft Sätze wie „Womit habe ich das verdient, ich bin doch schon so schwach" oder wandte sich ab, wenn Carmen mit eigenen Problemen zu ihr kam oder widerspenstig war. Carmen fühlte sich dann jedes Mal sehr schuldig, und bemühte sich, sich anschließend umso mehr „erwachsen und vernünftig" zu verhalten.

Fallbeispiel: Gunnar

Gunnar (33) erlebte in seiner Jugend, dass die ganze Familie von der Suchterkrankung seines Vaters dominiert wurde. Dieser trank regelmäßig Alkohol und war auch oft betrunken und dann laut und leicht reizbar. Dies sollte jedoch vor den Nachbarn und dem sonstigen Umfeld verborgen bleiben, denn das „würde die ganze Familie in Verruf bringen". Seine Mutter erfand alle möglichen Geschichten, die das Verhalten des Vaters und seine wiederholten Arbeitsplatzverluste erklären sollten und die auch die Kinder erzählen mussten. Auch stabilisierte sie heimlich das Familieneinkommen mit eigener Arbeit als Putzhilfe. Gunnar lernte so am Beispiel seiner Mutter, übermäßig Verantwortung für den Vater zu übernehmen, und sich auch selbst schuldig zu fühlen, wenn sein Vater wieder mehr trank oder nach außen hin Risse im Bild der „heilen Familie" entstanden. Bis heute fühlt sich Gunnar schuldig, wenn es anderen schlecht geht, selbst wenn er dafür überhaupt nichts kann.

Auch hier gilt wieder, nicht jedes Gefühl von Verantwortung, nicht jedes Sich-zuständig-Fühlen ist automatisch ein schuldinduzierender Elternmodus! Vielmehr ist es wichtig, dass Menschen Verantwortung für ihre Umwelt übernehmen und sich für andere mit zuständig fühlen. Allerdings darf das nicht zu sehr auf Kosten der eigenen Bedürfnisse und Belange gehen. Wenn ich meine eigenen Bedürfnisse immer zurückstelle und nur die der anderen zählen lasse, ist das nicht mehr ausgewogen. Wenn hier jedoch eine gute Balance herrscht, ist das gesund und für alle angemessen.

Fallbeispiel: Hermann

Ein Beispiel für ein gesundes Maß an Verantwortungsübernahme gibt Hermann (71). Er wohnt schon lange im gleichen Mietshaus wie Alice (82), die verwitwet ist und alleine lebt. Wenn Alice krank ist, erledigt Herrmann ihre Einkäufe mit, schaut zweimal am Tag nach ihr und erledigt für Alice die Organisation des ambulanten Pflegedienstes und von „Essen auf Rädern“. Er achtet dabei gut darauf, dass seine Hilfsdienste im Rahmen seiner eigenen Kräfte bleiben.

Fallbeispiel: Sonja

Dagegen zeigt sich bei Sonja (60) ein schuldinduzierender Elternmodus, der mit übermäßiger Verantwortungsübernahme verbunden ist. Nach ihrem Vollzeitjob im Supermarkt holt sie täglich ihren Enkelsohn (3) von der Krippe, spielt mit ihm und versorgt den Haushalt ihrer ebenfalls berufstätigen Tochter, bis diese um ca. 20:30 Uhr heimkommt. An jedem Wochenende besucht sie ihre Tante im Altersheim und hilft oft bei Basaren oder anderen Veranstaltungen in ihrer Kirchengemeinde mit, obwohl sie dies eigentlich gar nicht so gerne macht. Wenn ihr dies einmal nicht möglich ist, z. B., weil sie krank ist, hat Sonja immer ein sehr schlechtes Gewissen. Oft ist Sonja abends so müde, dass sie nur kurz etwas isst und dann vor dem Fernseher einschläft. Für ihre Hobbys und Freunde hat sie keine Energie mehr.

4 Bewältigungsmodi

Wenn wir emotional belastet sind, wenn wir uns in uns selbst unwohl fühlen oder uns einer Situation nicht gewachsen fühlen, können wir unterschiedlich reagieren, um damit umzugehen. Häufig wäre es wahrscheinlich das Beste, tief durchzuatmen und zu versuchen, die Situation entspannter anzugehen. Das gelingt vielen Menschen aber häufig nicht. Stattdessen werden sie hektisch und hyperaktiv, gereizt oder aggressiv, ziehen sich zurück oder greifen zum Alkohol. Solche Muster, mit emotionaler Belastung umzugehen, werden auch als Bewältigungsmechanismen bzw. – in der Sprache der Schematherapie – als Bewältigungsmodi bezeichnet. Ein Bewältigungsmodus tritt typischerweise auf, nachdem Eltern- oder Kindmodi ausgelöst wurden. Denn die damit verbundenen starken, unangenehmen Gefühle sind schwer auszuhalten, und der Bewältigungsmodus dient dann – wie der Name schon sagt – der Bewältigung der Situation und dem Abschwächen dieser Gefühle. Dabei sprechen wir, wie bei den ungünstigen Eltern- und Kindmodi auch, nur dann von einem Bewältigungsmodus, wenn er in irgendeiner Form unausgewogen oder „ungesund" ist.

Menschen haben vielfältige Möglichkeiten, unangenehme Gefühle zu bewältigen. Sozialer Rückzug, Alkoholgebrauch, unablässiges Reden, übermäßige Anpassung etc. – die Liste der Möglichkeiten ist lang! Dabei werden in der Schematherapie grundsätzlich drei verschiedene Typen der Bewältigung unterschieden:

- Von *Überkompensation* sprechen wir, wenn Menschen sich ganz entgegen ihren eigentlichen Gefühlen verhalten, also zum Beispiel betont selbstbewusst auftreten, wenn sie sich eigentlich gerade klein und unwichtig fühlen.
- *Vermeidung* bezeichnet Muster, mit denen man seine Gefühle umgeht.
- *Unterwerfung* findet statt, wenn sich eine Person ganz und gar daran orientiert, was andere von ihr erwarten.

4.1 Überkompensation

Menschen, die emotionale Belastungen überkompensieren, sind für andere oft anstrengend oder unangenehm, weil sie sich sehr in den Vordergrund drängen, permanent versuchen, die Kontrolle zu übernehmen oder übertrieben aggressiv auf verhältnismäßig harmlose Vorfälle reagieren. Dahinter stecken jedoch gerade die gegenteiligen Gefühle, z. B. Hilflosigkeit, Bedrohung oder Bedeutungslosigkeit. Andere Menschen mögen, vor allem wenn sie etwas sensibel sind, durchaus spüren, dass die zur Schau gestellte Dominanz nicht echt ist und andere Gefühle verbirgt – dennoch kommen sie zu diesen anderen Gefühlen oft nicht durch.

Überkompensationsmodi treten – wie die anderen Bewältigungsmodi auch – oft dann auf, wenn eine Situation eigentlich emotional belastend ist. Die „Flucht" in die Überkompensation hilft, mit der Belastung zurechtzukommen und die Situation zu bewältigen – manchmal allerdings vielleicht nicht ganz optimal. Überkompensation kann verschiedene Formen haben. Einige Muster sind jedoch besonders typisch:

- *Narzissmus.* Von *narzisstischer Überkompensation* spricht man, wenn jemand arrogant auftritt, sich selbst lobt, dauernd eigene Leistungen hervorhebt und betont; andere werden im Gegenzug abgewertet, ihre Leistungen nicht anerkannt, sie können im schlimmsten Fall gar nichts richtigmachen.

Fallbeispiel: Norbert

Norbert (52) stellt in seinem Kleingärtnerverein immer wieder wortreich dar, wie viele wichtige Neuerungen er während der zwei Jahre angestoßen hat, als er selbst den Vorstand leitete. Damals hingegen geschah eher weniger als sonst. Schon damals waren seine Mitstreiter recht genervt und nannten ihn den „Chef" oder „unser Superhirn", was Norbert sehr kränkte. Die aktuellen Vorsitzenden kritisiert er öffentlich bei jeder Sitzung, hinterfragt jede Entscheidung bis ins Detail und führt sich schulmeisterlich auf. Dies gibt ihm das Gefühl, auch weiterhin für den Verein sehr wichtig zu sein.

Fallbeispiel: Sibylla

Sibylla (47) hat große Schwierigkeiten an ihrer Arbeitsstelle, die sie extrem verunsichern. Sie kommt mit ihrem Chef nicht zurecht, wird aber auch von Kolleginnen ausgeschlossen und gemieden. In einer Patientengruppe präsentiert sie sich jedoch zunächst sehr selbstsicher: Sie erzählt ausführlich, wie vielfältig einsetzbar sie sei und wie kollegial sie sich immer verhalten habe. Im distanzierten Verhalten ihr gegenüber zeige sich nur, dass ihr Chef als Führungskraft „eine völlige Null" sei und ihre Kolleginnen einfach neidisch auf ihre Kompetenz seien. Das sei ja auch kein Wunder, die meisten könnten wirklich nichts und seien völlig darauf angewiesen, dass Sibylla ihnen immer wieder Unterstützung gebe. Die anderen Patienten haben insgeheim etwas Angst vor Sibylla und versuchen, mit ihr möglichst wenig zu tun zu haben.

- *Übermäßige Kontrolle. Kontrollierende Überkompensation* meint, dass jemand unablässig versucht, bestimmte Situationen zu kontrollieren. Beispielsweise werden Gesprächspartner dauernd korrigiert, wenn sie sich nicht ganz präzise ausdrücken; alle möglichen Details müssen auf eine ganz bestimmte Art erledigt werden, obwohl das in der Sache eigentlich nicht so wichtig ist; alles wird hinterfragt, auch wenn es eigentlich gut funktioniert.

Fallbeispiel: Natascha

Natascha (38) hat vor Kurzem neu eine Stelle als Oberärztin angetreten. Sie fühlt sich noch etwas unsicher, ist aber überzeugt, dies keinesfalls zeigen zu dürfen. Sie korrigiert in Besprechungen die Assistenzärzte der Station permanent, obwohl diese bereits gut eingearbeitet sind, möchte über jede einzelne Entscheidung vorab informiert werden und macht ständig Veränderungsvorschläge, die minimale Wirkung haben, aber viel Arbeit machen. Hinter vorgehaltener Hand wird sie „Big Brother" genannt.

- *Übermäßige Aggression. Aggressive Überkompensation* liegt vor, wenn Menschen schnell gereizt oder aggressiv reagieren, weil sie sich übermäßig leicht angegriffen oder ungerecht behandelt fühlen. Dann fahren sie andere an, werden laut oder geben gar Drohungen von sich.

Fallbeispiel: Jochen

Jochen (41) arbeitet in einer Fabrik, in der Metall verarbeitet wird. Er kann sehr lustig sein und hat deshalb einen ganz guten Stand unter den

Kollegen. Allerdings trauen sie sich nicht, ihn darauf hinzuweisen, wenn er mal etwas falsch gemacht hat oder wenn sie gerade genug Storys gehört haben, denn Jochen reagiert dann extrem dünnhäutig. Er stellt sich z. B. sehr dicht vor den anderen hin, baut sich auf und sagt drohend: „Sag das nochmal, ich hab's nicht richtig gehört." Manchmal benutzt er auch derbe, sehr abwertende Schimpfworte oder berichtet, wie er jemanden verprügelt hat, der keinen Respekt vor ihm hatte. Dieses Auftreten führt dazu, dass keiner mit Jochen in Konflikt kommen möchte. Jochen fühlt sich in solchen Momenten sehr stark.

- *Paranoia.* Von *paranoider Überkompensation* wird gesprochen, wenn jemand sehr schnell das Gefühl hat, dass andere gegen sie oder ihn sind und z. B. absichtlich Aktionen gegen einen einfädeln. Alles, was andere tun oder sagen, wird misstrauisch daraufhin unter die Lupe genommen, inwieweit es gegen einen selbst gerichtet sein könnte.

Fallbeispiel: Felizitas

Felizitas (25) ist sehr unsicher in sozialen Beziehungen. Von ihren Eltern hat sie sich schon seit der Kindheit gegenüber ihrem großen Bruder zurückgesetzt gefühlt. Als Kind musste sie alle freie Zeit im Turnverein beim Trainieren verbringen. Sie verstand nicht, warum Gleichaltrige sie manchmal ausschlossen; das fand sie gemein und zog sich dann sehr zurück. Das verstärkte ihre Einsamkeit und Unsicherheit. Immer wieder erlebte sie „Enttäuschungen" durch andere, von denen sie mehr Solidarität erwartet hatte. Inzwischen hat sie nur noch ein paar oberflächliche Bekannte, denn sie ist sicher, dass andere ihr vermutlich auch wieder nur schaden wollen, und davor will sie sich auf jeden Fall schützen.

- *Histrionische Überkompensation.* Diese wird umgangssprachlich auch als „hysterisches" Verhalten bezeichnet. Damit ist gemeint, dass sich jemand durch auffälliges und „lautes" Verhalten stark in den Vordergrund spielt, um Aufmerksamkeit zu bekommen. Das kann sich zum Beispiel in viel und lautem Sprechen und Lachen, sehr klagsamem Auftreten, dramatisch-emotionalem Verhalten oder auch sexuell aufreizendem Benehmen zeigen.

Fallbeispiel: Carlos

Carlos (50) ist Designer und führt sein eigenes Geschäft für Herrenmode. Wenn Kunden hereinkommen, kommt er diesen entgegen, begrüßt sie jovial mit seinem dröhnenden Bass und kommt schnell ins Gespräch. Er ist selbst immer auffällig gekleidet mit Stücken aus seiner eigenen Kollektion. Manche Kunden schätzen sein exzentrisches Verhalten sehr, sie finden ihn unterhaltsam, belebend und ermutigend, weil er so unkonventionell ist. Auch Carlos schätzt es, in solchen Momenten der schillernde Mittelpunkt zu sein. Er fühlt sich dann viel weniger einsam und unbedeutend als sonst meistens. Nachbarn und Kollegen sind aber manchmal auch etwas genervt, er heißt bei ihnen der „Paradiesvogel".

- *Übermäßige Stimulation.* Überkompensation kann auch in Form von sehr *starker Stimulation* auftreten, mit der sich der Betroffene ablenkt und möglichst intensive Lustgefühle erzeugt. Dazu können stimulierende Drogen wie Kokain gehören, aber auch Glücksspiel oder der Konsum von Pornografie oder käuflichem Sex. Manche Menschen erleben es auch als spannend und stimulierend, riskante oder verbotene Dinge zu tun, wie z. B. Ladendiebstahl oder riskantes Verhalten im Verkehr. In diesem Zusammenhang kann es auch zu kriminellem Verhalten kommen.

Überkompensationsmodi haben den großen Vorteil, dass sie sich in dem Moment, in dem sie auftreten, oft gut anfühlen können – lustvoll, dominant, in Kontrolle der Situation. Man fühlt sich als etwas Besonderes oder erlebt zumindest etwas Besonderes. Allerdings treten gerade längerfristig und in sozialen Beziehungen oft Probleme auf – andere Menschen ärgern sich oder distanzieren sich, weil sie sich bevormundet fühlen oder die Arroganz in der narzisstischen Überkompensation als unangenehm empfinden. Bei stimulierenden Aktivitäten kann dazukommen, dass es „immer mehr" werden muss, weil Lust, Erregung oder Spannung rasch abstumpfen, wenn man sich an etwas gewöhnt. Dann wird aus dem Pornokonsum möglicherweise ein immer teurerer Konsum von außergewöhnlichem Sex, der zunehmend die Lebensplanung und den Kontostand beeinflusst. Beim Konsum von Drogen kommen natürlich die Gewöhnung an die Droge, eventuell Entzugserscheinungen und andere Probleme der Drogensucht dazu.

Anhand dieser negativen Folgen lässt sich auch unterscheiden, ob ein Mensch einfach nur auf schöne Art selbstbewusst ist und weiß, was er will, oder ob Überkompensation vorliegt. Bei „gesundem“ Selbstbewusstsein bin ich stolz auf mich und meine Erfolge, aber ich kann zugeben, dass ich auch weniger starke Seiten habe, und die Erfolge anderer Menschen anerkennen. Ich habe vielleicht eine gute Vorstellung davon, wie etwas gut gelöst werden kann, aber wenn jemand anders vorgehen möchte, habe ich damit nicht grundsätzlich ein Problem. Vielleicht stehe ich gern im Mittelpunkt, kann mich aber auch zurücknehmen. Es quält mich nicht, wenn jemand anderes auch mal im Mittelpunkt steht. Diese Ausgewogenheit stabilisiert meine Beziehungen, andere verbringen lieber Zeit mit mir, und auch ich fühle mich wohler und entspannter.

Fallbeispiel: Sabrina

Sabrina (50) hat drei Söhne von 12, 15 und 18 Jahren. Sie ist stolz auf sich als Mutter und findet, dass es ihr im Wesentlichen gut gelungen ist, auf die sehr unterschiedlichen Bedürfnisse ihrer Söhne einzugehen und sie so zu erziehen, dass alle auf ihre Art recht selbstbewusst und selbstständig sind, gute Freundschaften führen und ihre eigenen Interessen entwickeln. Aber sie ist sich durchaus bewusst, dass das auch an den Kindern selbst liegt und an anderen wichtigen Bezugspersonen ihrer Kinder. Zum Beispiel ist sie sehr dankbar, dass ihr Mann die sportlichen Talente der Söhne sehr gefördert hat und sie zu vielen Trainings und Wettkämpfen begleitet hat. Das sagt sie ihm immer mal wieder, und sie kann es auch gut stehenlassen, wenn andere ihm dafür Anerkennung zollen.

Viele Menschen, die zur Überkompensation neigen, haben (familiäre, z. B. elterliche) Vorbilder, die sich in ihrer Kindheit ähnlich verhalten haben. Vielleicht fallen auch Ihnen Familien ein, in denen irgendwie alle dauernd versuchen, sich in den Vordergrund zu drängen? Oder waren Sie schon einmal verblüfft, als Sie die Eltern eines Freundes kennengelernt haben, der manchmal ziemlich angibt, wie sehr er seinem Vater ähnelt? Genau wie die emotionalen Muster, die in den Schemata verborgen sind, entwickeln sich auch viele unserer Bewältigungsmuster in unserer Kindheit.

Dabei zeigt sich oft, dass Menschen mit besonders schwerer Überkompensation häufig eine besonders schwierige Kindheit hatten oder aus sehr problematischen Familien kamen. Gerade Menschen mit kriminellem oder aggressivem Verhalten haben oft Familien, in denen genau solche Dinge an der Tagesordnung waren. Das macht es nicht zu einem akzeptablen Verhalten – aber zumindest wird so vielleicht leichter verständlich, warum das Kind später als Erwachsener selbst solche Muster entwickelt hat.

4.2 Vermeidung

Menschen mit vermeidenden Bewältigungsmodi neigen dazu, auf emotionale Belastungen zu reagieren, indem sie diesen Emotionen so weit wie möglich aus dem Weg gehen. Wenn man zum Beispiel Kontakte mit anderen Menschen vermeidet, kommt man gar nicht in die Verlegenheit, sich von diesen abgelehnt oder bedroht zu fühlen. Wenn man sich Leistungs- oder Prüfungssituationen gar nicht erst stellt, braucht man sich auch nicht so sehr vor einem schlechten Ergebnis fürchten. Allerdings liegt der Nachteil auf der Hand: Ich kann mir auch keine Erfolgserlebnisse verschaffen oder erleben, dass andere Menschen gerne etwas mit mir zu tun haben möchten und ich mit ihnen Spaß haben kann. Auch Vermeidung kann in verschiedenen Formen auftreten.

Typische Verhaltensmuster bei vermeidenden Bewältigungsmodi

Vermeidender Selbstschutzmodus:
- Konflikte nicht ansprechen und auch andere Dinge nicht tun, die unangenehme Gefühle auslösen.
- Keine Herausforderungen annehmen.
- Sich selbst kleinreden, nichts von sich erwarten und sich keine Ziele setzen.

Distanzierter Selbstschutzmodus:
- Verletzliche oder ärgerliche Gefühle zur Seite schieben, nicht darüber nachdenken, Leeregefühle, Dissoziation.
- Mit Alkohol, Tabletten oder Drogen unangenehme Gefühle abmildern.
- Nicht über Gefühle, Wünsche oder Probleme sprechen, nur oberflächliche Beziehungen führen, sich aus Beziehungen zurückziehen.

Aggressiver Selbstschutzmodus:
- Andere mit Zynismus oder aggressivem Verhalten auf Abstand halten, insbesondere bei Themen, die einen verunsichern.

Klagsamer Selbstschutzmodus:

- Permanent jammern, klagen oder schimpfen, ohne etwas zu ändern, in einer Opferrolle verharren.

Selbstberuhigung und -stimulation:

- Sich mittels Arbeit, Putzen, Planen, Computerspielen, Internetsurfen, Tagträumen, Fernsehschauen, Essen, Glücksspiel, Pornokonsum, Risikosportarten etc. permanent von Gefühlen ablenken.

Fallbeispiel: Tom (Forts.)

Tom fühlt sich beispielsweise besser, wenn er lange PC spielt oder viel Alkohol trinkt. Dies reduziert seine Gefühle von Einsamkeit und Minderwertigkeit (verletzlicher Kindmodus), die in Zusammenhang mit seiner Haltung stehen, er sei ohnehin nicht liebenswert (strafender Elternmodus). Alkohol und PC-Spielen lenken ihn ab und lassen ihn diese Gefühle weniger spüren. Sie gehören zu seinem emotional distanzierten und stimulierenden Bewältigungsmodus. Allerdings haben diese Bewältigungsmodi auch deutliche Nachteile: Der Alkohol ist gesundheitsgefährdend und verleitet ihn manchmal zu aggressivem Auftreten. Und das PC-Spielen hilft auch nur kurzfristig und verhindert, dass Tom mehr Zeit mit seinen Freunden im echten Leben verbringt, Freundschaften vertieft und damit wirkungsvoll seine Einsamkeitsgefühle reduziert.

Fallbeispiel: Karin (Forts.)

Karin fühlt sich sicherer, wenn sie nicht über ihr Privatleben spricht. Dies ist ihr vermeidender Selbstschutzmodus. Mit diesem Vermeidungsmodus verhindert Karin, dass andere sich genauso von ihr abwenden wie ihre Eltern, wenn sie „nichts Besonderes" vorweist. Davor hat sie Angst. Mit ihrem Schweigen schützt sie also ihren verletzlichen Kindmodus vor der Gefahr, tatsächlich für ihr normales, sehr ruhiges Privatleben abgewertet oder abgelehnt zu werden. Allerdings kann Karin auf diesem Weg auch nicht erleben, mit ihrem jetzigen Privatleben akzeptiert und gemocht zu werden.

Fallbeispiel Christa (Forts.)

Christa, die sehr fürsorgliche Krankenschwester, die eigene Belastungsgrenzen oft übergeht, spricht manchmal mit ihrer besten Freundin. Oft ist sie dabei so erschöpft und müde, dass sie nur noch jammern kann über die schwierigen Verhältnisse in der Klinik, den Personalmangel und den neuen Oberarzt. Hier zeigt sich Christas klagsamer Selbstschutzmodus. Der Freundin tut sie leid, aber manchmal ist diese auch etwas genervt und ratlos, weil sie dieselben Klagen immer und immer wieder hört und Christa trotzdem im gleichen Stil immer weitermacht.

Auch Vermeidung wird häufig durch Modelle gelernt. Und auch die Vermeidung kann zu einem Teufelskreis führen, da man die Angst vor Herausforderungen nur verlieren kann, wenn man sich ihnen – zumindest in einem gewissen Maße – stellt. Je weniger ich mich mit schwierigen Gefühlen oder Situationen auseinandersetze, desto mehr werden mit der Zeit meine Ängste und Sorgen davor steigen.

Natürlich gibt es auch hier einen fließenden Übergang, sozusagen zwischen „gesunder" und „dysfunktionaler" Vermeidung. Es kann wichtig sein, sich vor Überforderung zu schützen oder auch mal „die Bremse reinzuhauen", wenn einem alles über den Kopf wächst. Keinem Kampf aus dem Weg zu gehen ist auch nicht gesund. Aber wenn vermeidende Modi dazu führen, dass jemand sich wichtige Bedürfnisse (z.B. nach engem Kontakt mit anderen Menschen oder nach schönen Aktivitäten) nicht oder nur viel zu wenig erfüllen kann, dann wird es kritisch. Das gleiche gilt, wenn die Vermeidung dazu führt, dass bestimmte Schritte im Leben nicht gegangen werden können. Das ist z.B. der Fall, wenn ein Student seine Prüfungen immer wieder aufschiebt, bis er nicht mehr zugelassen wird, oder wenn eine Frau ihren Kinderwunsch aus Angst vor den damit verbundenen Herausforderungen so lange hinausschiebt, bis es dafür zu spät ist.

Fallbeispiel: Cornelia

Cornelia (22) ist schon immer in sozialen Situationen sehr unsicher, ebenso wie ihre Mutter, bei der sie lebt, und die nur für das Nötigste aus dem Haus geht (verletzlicher Kindmodus). Sie hat sich mit schlechten Noten und als Außenseiterin durch ihre Schulzeit gequält, musste die sechste Klasse wiederholen und hat einen mittelmäßigen Realschulabschluss gemacht. Nachmittags blieb sie fast immer zu Hause und spielte zunehmend Internetspiele (Selbststimulation). Ihrer Mutter tat sie leid, deshalb ließ sie sie dabei genauso in Ruhe wie beim Schulschwänzen.

Nach der Mittleren Reife besucht Cornelia eine Fachoberschule, bricht sie aber nach vier Monaten ab, weil ihr die Fächer „nicht liegen" (vermeidender Selbstschutz). Sie hält sich immer mehr im Netz auf, kifft auch mehr (distanzierter Selbstschutz). Als sie unvermutet jemanden aus ihrer alten Klasse trifft, der fragt, was sie jetzt so macht, reagiert sie ironisch „Alles bestens, ich mach Karriere, war ja schon immer so!", sodass keine Nachfragen kommen (aggressiver Selbstschutz). Mit Unterstützung ihrer Mutter bewirbt sie sich schließlich erneut an der Fachoberschule, aber mit anderem Schwerpunkt. Nach zwei Wochen bricht sie wieder ab. Es geht ihr nicht gut, sie bleibt wieder zu Hause, macht nach langem Warten eine stationäre Psychotherapie. Danach will Cornelia eine kaufmännische Lehre beginnen, schiebt aber die Bewerbungen so lange auf, bis sie für das nächste Ausbildungsjahr zu spät dran ist. Inzwischen sind fast drei Jahre seit der Mittleren Reife vergangen. Cornelia fühlt sich nicht wohl, wenn sie sieht, wie ihre Schulkameraden zunehmend selbstständiger werden und sie nicht. Andererseits genießt sie es auch, von ihrer Mutter komplett versorgt zu werden, ihren Lebensrhythmus immer selbst bestimmen zu können und einfach im „sicheren" Bereich zu leben. Sie trifft sich jetzt deshalb mehr mit anderen Aussteigern, und beim Kiffen und Computerspielen fühlt sie sich einfach leicht.

Fallbeispiel: Stefan

Stefan (40) fühlt sich in seiner Ehe schon seit einigen Jahren nicht mehr wohl. Er spürt, dass er und seine Frau sich auseinandergelebt haben. Beide sind beruflich sehr beschäftigt, kümmern sich um ihre drei Kinder (drei, sechs und acht Jahre alt) und gehen einigen Hobbys nach. Aber sie tauschen sich nur noch über den Alltag aus, unternehmen nichts mehr zu zweit und sie sind nur noch sehr selten intim miteinander. Stefan kann auch oft nicht verstehen, wofür seine Frau sich begeistert. Stefan hat seine Traurigkeit darüber anfangs einfach weggeschoben, und die Umstände für den Zustand der Ehe verantwortlich gemacht (distanzierter Selbstschutz). Wenn jemand ihn nach seiner Ehe fragt, sagt er, alles sei prima. Ein paar gute Freunde, die sicher merken würden, dass die Beziehung sehr distanziert geworden ist, versucht er zu meiden (vermeidender Selbstschutz). Stefan ist auch völlig ratlos, was er ändern könnte. Als sein Chef ihm eine Beförderung anbietet, die mit viel Reisetätigkeit verbunden ist, nimmt er diese erfreut an, weil er schon oft festgestellt hat, dass er beim Arbeiten (Selbstberuhigung) seine Traurigkeit und Ratlosigkeit nicht spürt.

4.3 Unterwerfung

Menschen, die sich in einem Unterwerfungsmodus befinden, richten sich in erster Linie nach dem aus, was andere brauchen. Sie fühlen sich gut und stabil, wenn für die anderen gesorgt ist und sie alles „richtig" machen. Dabei gehen natürlich eigene Bedürfnisse und Grenzen leicht unter – vielleicht lange, ohne dass die Betroffenen das überhaupt bemerken. Der Vorteil dieses Bewältigungsstils liegt darin, dass Beziehungen stabilisiert werden und für viele gut gesorgt ist. Der Nachteil ist natürlich, dass eigene Bedürfnisse zu kurz kommen und manchmal vielleicht auch solche Beziehungen gepflegt und erhalten werden, die einem gar nicht guttun.

Fallbeispiel: Clemens

Clemens (45) bekommt viele Dinge gut hin, er ist fröhlich, engagiert und voll berufstätig, kümmert sich gut um seine beiden Söhne (12 und 15 Jahre alt) und macht fast den ganzen Papierkram, der zu Hause anfällt. Seine Frau, ebenfalls im Beruf sehr engagiert, findet das toll. Clemens hofft im Stillen oft auf mehr praktische Unterstützung von ihr und auch mehr Nähe. Wenn sie das nicht merkt, ist er sehr enttäuscht, fühlt sich im Stich gelassen, wird bockig und es kommt deshalb immer häufiger zu Konflikten. Clemens' Unterwerfungsmuster zeigt sich darin, dass er seine Anliegen an seine Frau nie direkt formuliert. Er hat früh gelernt, dass das „sowieso nichts bringt". Clemens wurde als Einzelkind bei seinen beiden eher instabilen Eltern groß. Sein Vater war zugewandt, aber oft labil, weinte schnell und konnte Konflikten mit Clemens' Mutter nicht standhalten. Seine Mutter war eher kühl und abweisend, und wenn sie mit Clemens sprach, ging es immer um ihre Themen. Clemens bewältigte diesen Mangel an emotionaler Zuwendung und Unterstützung, indem er sich damit abfand, die Eltern nicht auch noch mit seinen eigenen Bedürfnissen zu belästigen, und sehr früh sehr selbstständig wurde.

Wie alle anderen zwischenmenschlichen Muster wird auch Unterwerfung häufig über Modelle gelernt, das heißt, man schaut sich dieses Verhalten von wichtigen Bezugspersonen ab. Bei nicht wenigen Menschen mit ausgeprägter Unterwerfung kommt als weiterer Faktor dazu, dass sie relativ früh im Leben viel Verantwortung übernehmen mussten – z. B. weil Geschwister oder Elternteile an Krankheiten litten und deshalb viel Fürsorge brauchten. Eigene Bedürfnisse zurückzustellen war damals deshalb vielleicht auch notwendig. Leider kann es dabei passieren, dass man nicht lernt, die eigenen Bedürfnisse angemessen zu fokussieren und einem gewissermaßen „das Gefühl dafür fehlt“, welche Bedürfnisse man eigentlich gerade hat.

Und wieder gilt: Nicht jedes Sich-zuerst-um-andere-Kümmern ist gleich ein ungesunder Unterwerfungsmodus! Gerade im menschlichen Zusammenleben ist es oft sehr wichtig und hilfreich, wenn sich jeder auch für den anderen verantwortlich fühlt. In bestimmten Rollen – z. B. Krankenpfleger, Mutter, Sozialarbeiter – ist eine Orientierung an den Bedürfnissen anderer Menschen ständiger Teil des Alltags. „Ungesund“ wird es erst, wenn die mangelnde Berücksichtigung eigener Bedürfnisse das Wohlbefinden beeinträchtigt – wenn ich mich z. B. wie in einem dauernden Hamsterrad fühle und mir nicht mehr zugestehe, einfach mal zur Erholung in die Sauna zu gehen.

Fallbeispiel: Simona und Lea

Simona (21) und Lea (24) spielen in einer Frauen-Volleyballmannschaft. Zur Weihnachtsfeier ihres Sportvereins sind sie aufgefordert, sich mit Kuchen- und Plätzchenspenden zu beteiligen. Simona bäckt am Nachmittag vor dem Fest einen Streuselkuchen und ist stolz darauf, weil er genauso knusprig und lecker aussieht, wie sie es mag. Sie freut sich sehr auf die Feier. Lea freut sich auch auf das Fest, unter anderem, weil sie sicher ist, dass sie dort Martin trifft, den sie toll findet. Sie fängt mit den Vorbereitungen schon viel früher an. Sie steht an vier Abenden vor dem Fest in ihrer Küche, erstellt verschiedene Plätzchen und dekoriert sie kunstvoll. Da sie jeweils die dreifache Zutatenmenge genommen hat, braucht dies sehr viel Zeit, und Lea kommt abends immer sehr spät ins Bett, obwohl sie eigentlich viel Schlaf braucht. Dementsprechend müde ist sie am Tag des Festes, und sie überlegt ernsthaft, ob sie deshalb nur kurz die Plätzchen hinbringt und auf die Feier verzichtet.

In diesem Fallbeispiel zeigt sich in Leas Verhalten ein Unterwerfungsmodus: Sie orientiert sich nur an den (vermeintlichen) Wünschen der anderen und verliert dabei wichtige eigene Bedürfnisse (genug Schlaf, Erholung, gemeinsam feiern, Martin treffen) völlig aus dem Blick. Simona hingegen kümmert sich um die Bedürfnisse der Gruppe, ohne sich selbst aus den Augen zu verlieren.

5 Gesunder Erwachsenenmodus

Vielleicht haben Sie sich beim Lesen gelegentlich gefragt, in welchem Modus Sie eigentlich sind, wenn Sie sich gerade *nicht* übermäßig unglücklich oder verlassen fühlen (verletzter Kindmodus), sich selbst fertigmachen (strafender Elternmodus) oder Situationen durch Vermeidung oder Überkompensation bewältigen? Sondern wenn stattdessen Ihre Gefühle und Reaktionen zu der aktuellen Situation passen und Sie ganz angemessen und kompetent mit anderen Menschen umgehen können?

Alle solchen psychologisch als „gesund“ geltenden Gefühle und Reaktionen werden in der Schematherapie unter dem Begriff des „gesunden Erwachsenenmodus“ oder „gesunden Erwachsenen“ zusammengefasst. Dazu gehört z. B. ein angemessenes Verfolgen der eigenen Bedürfnisse und Interessen bei gleichzeitiger Beachtung der Bedürfnisse und Rechte von anderen Menschen (vgl. Tabelle 1).

Tabelle 1: Eigenschaften des gesunden Erwachsenenmodus

Kennzeichen des gesunden Erwachsenenmodus	Erläuterung
Erfüllt Aufgaben und ist diszipliniert, beachtet dabei aber auch eigene Grenzen und Bedürfnisse.	Erledigt Aufgaben und ist evtl. auch ehrgeizig, kann sich aber auch Pausen und Erholungszeiten gönnen; kann anderen mitteilen, wenn ihr bzw. ihm etwas zu viel wird.
Kann sich selbst kritisieren, ohne sich abzuwerten oder zu hassen.	Erkennt eigene Schwächen und kann diese auch zugeben, versucht diese zu reduzieren, hält sich aber auch mit Schwächen und Fehlern insgesamt für wertvoll.
Kümmert sich um andere, behält dabei aber auch die eigenen Gefühle und Grenzen im Blick.	Stellt sich für ein Ehrenamt zur Verfügung oder übernimmt Verantwortung für eine kleine Gruppe oder die Familie, kann aber auch Aufgaben delegieren und eigene Grenzen beachten.

Tabelle 1: Fortsetzung

Kennzeichen des gesunden Erwachsenenmodus	Erläuterung
Nimmt sich Zeit für angenehme Dinge und ist nicht immer diszipliniert, bleibt dabei aber im „sozial verträglichen“ Rahmen.	Geht manchmal gut essen, sitzt nach der Mittagspause noch 15 Minuten länger in der Sonne, kauft sich aus reiner Lust etwas für sich selbst, überzieht damit aber nicht ihr bzw. sein Konto.
Drückt Ärger in sozial verträglicher Weise aus.	Nimmt Freund oder Kollegin zur Seite, um ihm bzw. ihr sachlich mitzuteilen, was sie/ihn ärgert und worum sie/er stattdessen bittet.
Kann Vermeidung als Strategie einsetzen, wird aber nicht durch extreme Vermeidung an wichtigen Dingen gehindert.	Ist in der Regel mit den eigenen Gefühlen im Kontakt, kann aber „abschalten“, wenn der launische Chef einen schlechten Tag hat und deshalb laut wird.
Übernimmt Verantwortung und Kontrolle, bleibt aber flexibel und berücksichtigt auch die Interessen von anderen.	Übernimmt als Teamleiterin die Vorbereitung und Planung der regelmäßigen Teamsitzung, ist aber auch bereit, kurzfristige wichtige Anliegen von Teammitgliedern zu besprechen und dafür weniger dringende Themen zu verschieben.

Bei den meisten Menschen ist der gesunde Erwachsenenmodus der Anteil, der am häufigsten aktiviert ist. Seiner Arbeit nachgehen, Freunde treffen, Aufgaben erledigen, Sport treiben – all so etwas passiert meistens im gesunden Erwachsenenmodus. Auch wenn man mit Konflikten gut und konstruktiv umgehen, seine Aufgaben ohne Übertreiben erledigen und ab und zu über sich selbst lachen kann, ist man wahrscheinlich im gesunden Erwachsenenmodus. Die anderen Anteile springen eher an, wenn empfindliche Stellen oder wunde Punkte getroffen werden und ein Schema aktiviert wird. Je psychisch stabiler und ausgeglichener eine Person ist, umso häufiger ist vermutlich ihr gesunder Erwachsener aktiviert.

Es gibt allerdings auch Menschen, bei denen die weniger gesunden Modi sehr häufig aktiviert sind und deren gesunder Erwachsener eher klein ist. Dann bestehen meist gravierende psychische Probleme – die Betroffenen schaffen es dann z. B. immer wieder nicht, wichtige Dinge anzugehen, ziehen sich ängstlich zurück, rutschen immer wieder in Essanfälle hinein oder kommen nicht ohne Alkoholkonsum aus. Je größer solche Probleme sind, umso schwächer ist vermutlich der gesunde Erwachsene.

6 Schemata verändern

In Kapitel 6 geht es nun darum, wie Sie Ihre Schemata und Schemamodi verändern können. Dafür gibt es sehr viele Möglichkeiten, da sich Menschen auf die verschiedensten Arten entwickeln und verändern können. Wir stellen Ihnen einige typische Vorgehensweisen und Überlegungen vor, wie wir sie auch in der Therapie unseren Klienten vorschlagen würden. Dabei erheben wir natürlich keinen Anspruch auf Vollständigkeit. Begreifen Sie alles bitte nur als Vorschläge, die Sie auch zu eigenen Ideen anregen sollen!

Wir möchten Sie bitten, gut auf sich aufzupassen, falls Sie etwas davon ausprobieren. Wenn Sie merken, dass sie sehr starke unangenehme Gefühle entwickeln, bleiben Sie lieber vorsichtig! Falls Sie den Eindruck haben, dass da wirklich ein „dicker Hund begraben" ist, oder wenn Sie merken, dass Sie mit Selbsthilfetechniken nicht weiterkommen, erwägen Sie eventuell das Aufsuchen einer Therapie.

6.1 Verletzliche Kindmodi besser versorgen

Wir beginnen mit den Gefühlen des verletzlichen Kindmodus. Diese haben in der Regel ja damit zu tun, dass wichtige Bedürfnisse wie Bindung oder Kompetenz frustriert werden. Wenn etwa das Bindungsbedürfnis nicht erfüllt wird, fühle ich mich alleine, zurückgewiesen, „falsch" oder vielleicht auch beschämt, weil ich nicht so bin, wie die anderen mich mögen. Wenn mein Bedürfnis, mich kompetent zu fühlen, frustriert ist, dann fühle ich mich vielleicht wie ein Versager oder ich fühle mich schuldig dafür, dass etwas nicht so gut klappt, wie es sollte. Im ärgerlichen Kindmodus bin ich vielleicht verärgert über einen Vorwurf oder eine Zurückweisung – dahinter liegen dann oft auch verletzliche Gefühle.

Wege zur Veränderung dieser Modi haben daher fast automatisch damit zu tun, dass Gefühle von Bindung, Kompetenz und Geborgenheit aufgebaut werden müssen. Die Bedürfnisse des verletzten Kindes müssen befriedigt und der Ärger des ärgerlichen Kindmodus muss beachtet werden!

Das kann natürlich einerseits „in der Wirklichkeit" geschehen, z.B., indem Sie sich Dinge erlauben, die Ihrem einsamen Kind guttun und die Einsamkeit verringern. Oft ist es aber zusätzlich sinnvoll, zunächst einmal überhaupt einen liebevollen Blick auf mich selbst einzuüben und dann in der eigenen Vorstellung schöne innere Bilder für den verletzlichen Kindmodus zu entwickeln. Denn es kann durchaus vorkommen, dass sich eine Person mit einem starken einsamen Kindmodus sehr einsam fühlt, obwohl sie das in Wirklichkeit gar nicht ist. Alleine das Erleben von Kontakten verändert hier an der Einsamkeit vielleicht gar nicht so viel – Imaginationsübungen zum Kontakterleben können aber helfen, Gefühle der Verbundenheit überhaupt aufzubauen, um sie im zweiten Schritt auch in den schon bestehenden eigenen Beziehungen stärker erleben zu können. Die drei folgenden Imaginationsübungen können dabei helfen. Für diese Übungen ist es wichtig, dass Sie sich einen ruhigen Ort suchen, an dem Sie bequem sitzen können und für mindestens 30 Minuten ungestörte Zeit für sich haben, sodass Sie die Übung durchführen und danach noch in Ruhe wieder in der realen Welt ankommen können. Lesen Sie zunächst die Übung in Ruhe durch.

Meinen verletzlichen Kindmodus kennenlernen (Vorstellungsübung)

Schließen Sie die Augen und entspannen Sie sich, z.B., indem Sie einige Minuten nur auf Ihren Atem achten oder Ihre Muskeln bewusst lösen. Versetzen Sie sich dann in eine Situation, in der Sie kürzlich waren, und in der ein negatives Gefühl auftrat, das mit Ihrem verletzlichen Kindmodus verbunden ist. Versuchen Sie, diese Situation innerlich nachzuerleben, indem Sie sich bewusst machen, an welchem Ort Sie sich befanden, wer evtl. zugegen war und was es war, was Ihr Gefühl ausgelöst hat. Machen Sie sich bewusst, wonach Ihnen zumute war, was Sie in Ihrem Körper gespürt haben und wie Sie sich gefühlt haben.

Wenn Sie das Gefühl spüren, lassen Sie die kürzliche Situation vor Ihrem inneren Auge ganz verblassen, versuchen Sie aber, das unangenehme Gefühl zu halten. Gehen Sie in Ihre Vergangenheit zurück. Warten Sie ab, welche Bilder und Erinnerungen auftauchen. Wenn Bilder auftauchen, spüren Sie den kindlichen Gefühlen und Bedürfnissen nach, die zu diesen Bildern gehören. Lassen Sie dann auch die Szenen aus Ihrer Vergangenheit verblassen, kommen Sie wieder zu sich, öffnen Sie die Augen und atmen Sie mehrere Male tief durch. Prüfen Sie Gemeinsamkeiten und Unterschiede zu Ihren heutigen Gefühlen.

Fantasiereise zum „kleinen Ich“ (Vorstellungsübung)

Schließen Sie die Augen und entspannen Sie sich. Stellen Sie sich dann vor, wie Sie einen sonnigen Feldweg entlanggehen. Links und rechts sind grüne Wiesen, die Sonne scheint und ein leichter Wind geht. Sie gehen einen Weg entlang, der in einiger Entfernung hinter einem Hügel verschwindet. Stellen Sie sich möglichst intensiv vor, wie sich Ihre Schritte auf dem Boden anfühlen und wie Sie den leichten Wind und die Sonne auf Ihrer Haut spüren. Verweilen Sie in diesem Bild für eine Weile, bis Sie zur Ruhe gekommen sind und sich vollständig entspannt haben.

Nach einiger Zeit sehen Sie in Ihrer Vorstellung ein kleines Kind hinter dem Berg hervorkommen, das Ihnen auf dem Weg entgegenkommt. Es ist vielleicht fünf oder sechs Jahre alt. Sie laufen langsam weiter und sehen das kleine Kind immer näherkommen. Nach einiger Zeit erkennen Sie, dass es sich bei dem Kind um Sie selbst handelt. Das „kleine Ich“ kommt näher und näher. Nehmen Sie sich die Zeit, es ganz in Ruhe zu betrachten und ihm langsam entgegenzugehen. Wenn Sie sich schließlich auf dem Weg begegnen, nehmen Sie sich die Zeit, es freundlich zu begrüßen. Vielleicht mögen Sie ihm über den Kopf streicheln oder es in den Arm nehmen. Es kann auch sein, dass Sie zunächst etwas Abstand halten möchten. Versuchen Sie, sich diese Szene möglichst lebhaft auszumalen: Wie sieht ihr „kleines Ich“ aus? Wie fühlt sich die Begegnung für Sie an? Vielleicht gibt es auch etwas, was Sie dem „kleinen Ich“ sagen möchten, oder Sie setzen sich mit ihm eine Weile auf die Wiese, um zu spielen. Nehmen Sie sich einige Minuten Zeit für diese Begegnung. Wenn Sie das Gefühl haben, dass es für Sie in Ordnung ist, dann verabschieden Sie sich vom „kleinen Ich“. Möchten Sie ihm etwas mit auf den Weg geben? Langsam sehen Sie zu, wie die bzw. der Kleine den Weg entlang zurückgeht.

Dann kommen Sie langsam zurück in die reale Welt, indem Sie zunächst spüren, wie Ihr Körper sich beim Sitzen anfühlt, wie Ihre Füße mit dem Boden Kontakt haben. Dann öffnen Sie langsam wieder Ihre Augen.

Übung „Sicherer Ort“ (Vorstellungsübung)

Schließen Sie die Augen und entspannen Sie sich. Nehmen Sie bewusst wahr, wie Sie sitzen oder liegen. Gehen Sie dabei mit Ihrer Aufmerksamkeit nacheinander langsam in alle Körperregionen. Wenn Sie Anspannung spüren, versuchen Sie, diese soweit es geht loszulassen. Wenn Sie mit Ihren Gedanken dabei abdriften, nehmen Sie dies zur Kenntnis, und lenken Sie Ihre Aufmerksamkeit dann freundlich wieder zurück zu Ihrem Körper. Richten Sie sich so ein, dass Sie sich möglichst wohl und sicher fühlen.

Gehen Sie dann in Ihrer Vorstellung in Ruhe an einen Ort, an dem Sie sich wohl und sicher fühlen. Manchmal dauert es etwas, bis Sie einen solchen Ort gefunden haben. Lassen Sie sich Zeit dafür. Wenn Sie an diesem inneren Ort angekommen sind, nehmen Sie sich Zeit und schauen Sie sich in Ruhe um. Was sehen Sie? Vielleicht sind Menschen oder Tiere zugegen oder vielleicht möchten Sie gerade lieber alleine sein. Wie hell oder dunkel ist es dort? Wie weit ist der Ort, an dem Sie sich befinden? Erlauben Sie sich, diesen inneren Ort so auszustatten, dass Sie sich dort wohl fühlen. Vielleicht fühlen Sie sich noch wohler, wenn Sie sich einen Zaun oder eine Glaskuppel oder eine andere Art der Begrenzung um Ihren Ort vorstellen, die Sie selbst jederzeit öffnen können, durch die aber andere nur hindurch kommen, wenn Sie dies erlauben? Vielleicht fühlen Sie sich aber auch sicherer, wenn der Raum nach allen Seiten offen ist. Achten Sie dann einen Moment lang auf die Geräusche, die Sie an diesem Ort hören. Wenn etwas dabei ist, was Sie beunruhigt, beseitigen Sie es einfach, und wenn Sie mögen, ersetzen Sie es durch schönere Geräusche oder Klänge. Gehen Sie als nächstes mit Ihrer Aufmerksamkeit zu den Gerüchen, die Sie vielleicht wahrnehmen. Wie riecht oder duftet der Ort, an dem Sie sich sicher fühlen? Achten Sie dann darauf, wie sich der Ort anfühlt, an dem Sie sich befinden. Achten Sie darauf, mit welcher Körperposition und Körperhaltung Sie sich dort wohl fühlen und erlauben Sie sich, diese Haltung in Ruhe einzunehmen. Vielleicht können Sie auch wahrnehmen, wie sich die Luft dieses Ortes auf Ihrer Haut anfühlt. Vielleicht gibt es auch etwas, was Sie gerne mit den Händen berühren möchten, oder Sie nehmen wahr, wie sich der Boden unter Ihnen anfühlt. Verändern Sie alles, was Sie möchten, so, dass Sie sich dort wohl und sicher fühlen.

Verweilen Sie noch einen Moment an diesem inneren sicheren Ort. Nehmen Sie wahr, wie sich das Gefühl der Ruhe und Sicherheit in Ihrem Körper anfühlt. Lassen Sie sich dafür Zeit.

Kommen Sie dann langsam wieder in die Gegenwart und in den Raum zurück, in dem Sie sich gerade tatsächlich befinden. Atmen Sie dafür einige Male tief ein und aus, strecken Sie sich und öffnen Sie wieder die Augen. Machen Sie sich bewusst, dass Sie diesen inneren sicheren Ort jederzeit aufsuchen können, wenn Sie sich selbst beruhigen oder einfach nur wohl und sicher fühlen möchten.

Wenn Sie diesen liebevollen Blick auf sich selbst schon etwas entwickelt haben, sollten Sie sich angewöhnen, sich immer wieder zu fragen, was Ihr verletzter Kindmodus eigentlich braucht, und wie Sie gut mit sich umgehen können. Sie sind der wichtigste Mensch in Ihrem Leben und sollten sich möglichst viele Erlebnisse erlauben, bei denen Sie sich wohl, geborgen und in Einklang mit Ihren Bedürfnissen fühlen!

Im Folgenden werden einige Möglichkeiten aufgelistet, wie Sie den verletzten Kindmodus gut versorgen können:

- Machen Sie sich bewusst, dass Sie in einem traurigen oder verletzlichen Kindmodus sind. Nehmen Sie Ihre Gefühle, Bedürfnisse und Gedanken so, wie sie sind, und sagen Sie sich Sätze wie „Ich werde jetzt gut auf mich aufpassen".
- Schließen Sie die Augen und spüren Sie nach, wie Sie sich fühlen, was dieses traurige oder verletzliche Gefühl verursacht hat und was Sie jetzt eigentlich brauchen oder wollen. Welche Bedürfnisse sind in der aktuellen Situation nicht befriedigt? An welche Situation in Ihrer Kindheit oder Jugend erinnert Sie das? Überlegen Sie, welche Bedürfnisse Sie sich heute vielleicht besser erfüllen können, als dies damals möglich gewesen wäre.
- Wenn Sie genauer wissen, was Ihr verletzlicher Kindmodus braucht, gehen Sie diesen Bedürfnissen aktiv nach. Warten Sie nicht darauf, dass andere von alleine darauf kommen, was Sie brauchen oder sich wünschen, sondern übernehmen Sie aktiv Verantwortung für sich und äußern Sie Ihre Gefühle und Anliegen. Das kostet Mut und gelingt nicht immer – aber die Chance, dass andere Ihnen entgegenkommen, steigern Sie damit allemal! Wenden Sie sich mit Ihren Anliegen an Menschen, bei denen Sie realistischerweise davon ausgehen können, dass diese bereit sind, auf Sie einzugehen. Überlegen Sie auch, was Sie selbst tun können, um Ihre Bedürfnisse zu erfüllen. Vielleicht hilft es Ihnen dabei, sich zu überlegen, was ein guter Elternteil oder ein guter Freund für das verletzliche Kind tun würde, das Sie gerade in sich spüren, oder was er bzw. sie ihm sagen würde. Übernehmen Sie selbst die Rolle dieses guten Elternteils oder Freundes für sich.
- Machen Sie täglich mindestens eine selbstfürsorgliche Aktivität für sich, die Ihren Bedürfnissen entspricht, und notieren Sie sich diese vielleicht auch auf Ihrer To-do-Liste.
- Hängen Sie sich ein Smiley an Ihren Spiegel, das Sie jeden Morgen daran erinnert, freundlich und liebevoll mit sich selbst in den Tag zu starten.

- Gönnen Sie sich nach der Arbeit oder nach anderen Erledigungen außer Haus eine kleine Pause.
- Nehmen Sie sich täglich abends zehn Minuten Zeit, um sich zu notieren oder bewusst zu machen, was Sie heute getan haben, um sich besser zu fühlen und Ihre Bedürfnisse gut zu versorgen. Achten Sie dabei auch auf scheinbar belanglose „Kleinigkeiten" und schenken Sie diesen Beachtung und Wertschätzung – auch wenn es vielleicht etwas gab, mit dem Sie nicht zufrieden sind.
- Achten Sie darauf, dass Sie ausreichend schlafen, dass Sie es warm haben, dass Sie sich regelmäßig und gut ernähren und dass Sie genug trinken.
- Nehmen Sie Ihre körperliche Gesundheit ernst, lassen Sie sich bei körperlicher Krankheit von Ihrer Ärztin bzw. Ihrem Arzt beraten und achten Sie auf ausreichend Bewegung oder Sport.
- Schreiben Sie sich freundliche, ermutigende Sätze auf Kärtchen, die Sie sich ins Portemonnaie stecken können und gelegentlich lesen. Notieren Sie auf diese Kärtchen z.B. wichtige Botschaften an Ihren traurigen oder verletzlichen Kindmodus, die ihn beruhigen und/oder trösten.

6.2 Den glücklichen Kindmodus stärken

Ein besonders guter Weg zur Stärkung des verletzlichen Kindmodus besteht auch darin, dem glücklichen Kind mehr Raum in Ihrem Leben zu geben. Schlagen Sie ab und zu auch mal über die Stränge und lassen Sie es sich einfach hemmungslos gutgehen! Natürlich kann man nicht immer nur nach Lust und Laune tun, was man will – aber viele Menschen gestehen das anderen gerne zu, sich selbst aber viel zu wenig.

Den glücklichen Kindmodus kann man zum Beispiel hervorlocken, indem man:

- sich auf eine Wiese legt und die Wolken beobachtet,
- Musik ganz laut aufdreht,
- im Freizeitpark mit der Achterbahn fährt,
- im Schwimmbad die Wasserrutsche benutzt,
- Seifenblasen bläst,
- sich in die Sonne setzt und dabei auf die Wärme und das Licht auf der Haut achtet,

- mit Kindern um die Wette läuft,
- Sandkuchen bäckt oder Sandburgen baut,
- Marmelade mit dem Löffel isst,
- draußen barfuß läuft,
- vor sich hin malt,
- in Ruhe Eis essen geht,
- andere Menschen anlächelt,
- in den Zirkus geht,
- den Geräuschen der Natur zuhört,
- mit Tieren spielt,
- eine Schneeballschlacht macht.

6.3 Ärgerliche und trotzige Kindmodi in den Griff bekommen

Wenn Sie für sich festgestellt haben, dass Sie manchmal auch einen ärgerlichen oder gar wütenden Kindmodus haben, dann verdient er es, dass Sie sich auch damit beschäftigen! Auch wenn er manchmal etwas unangemessen „daherkommen" mag, drückt dieser Modus vermutlich wichtige frustrierte Bedürfnisse aus. Es ist wichtig, sich damit zu befassen, was eigentlich den Ärger auslöst und welche Bedürfnisse Sie damit ausdrücken. Vielleicht entsteht der Ärger, wenn Sie das Gefühl haben, übergangen zu sein, und sich eigentlich alleine oder zurückgewiesen fühlen. Oder Sie haben den Eindruck, dass Ihre Kompetenz nicht anerkannt wird, und fühlen sich dann „hinter dem Ärger" vielleicht sogar wie ein Versager oder Dummkopf. Was brauchen Sie, damit diese Gefühle sich bessern?

Übung zum Kennenlernen Ihres wütenden Kindmodus (Vorstellungsübung)

Nehmen Sie sich etwas Zeit, suchen Sie sich einen ruhigen Ort und schließen Sie die Augen. Wenn Ihnen das unangenehm ist, suchen Sie sich einen ruhigen Punkt im Raum, auf dem Ihr Blick ruhen kann. Gehen Sie dann in Ihrer Vorstellung in eine Situation, in der kürzlich Ihr ärgerlicher oder impulsiver Kindmodus intensiv aktiviert wurde. Stellen Sie sich vor, Sie wären jetzt wieder in dieser Situation. Wer ist zugegen, was geschieht und was fühlen Sie?

Vielleicht nehmen Sie Wut oder Ärger wahr, vielleicht auch Lustlosigkeit oder Disziplinmangel. Wie intensiv sind diese Gefühle gerade? Was würden Sie gerade am liebsten tun? Atmen Sie dann mehrere Male tief aus, lassen Sie sich dabei Zeit. Richten Sie anschließend Ihren Blick erneut nach innen. Nehmen Sie wahr, ob nun vielleicht noch andere, verletzliche Gefühle auftauchen. Vielleicht fühlen Sie auch Traurigkeit, Einsamkeit oder Hilflosigkeit, vielleicht fühlen Sie sich ungerecht behandelt? Beobachten Sie dies einfach. Vielleicht können Sie beschreiben, was Ihnen gerade guttun würde. Was brauchen Sie gerade? Spüren Sie nach, welche Bedürfnisse im Moment da sind. Beenden Sie dann die Übung und kommen Sie langsam wieder in die Gegenwart zurück.

Wenn Sie spüren, dass neben dem Ärger oder der Lustlosigkeit auch noch verletzliche Gefühle da sind, so ist wahrscheinlich neben dem wütenden auch ein verletzlicher Kindmodus mit im Spiel. Um diesen besser kennenzulernen und zu versorgen, können Sie auf die in Kapitel 6.1 genannten Übungen zurückgreifen. Wenn Sie tatsächlich sehr häufig ärgerlich, verwöhnt, bockig oder impulsiv reagieren, wenn also ärgerliche Kindmodi im Übermaß auftreten, sollten Sie daran arbeiten, dieses Muster zu begrenzen und zu reduzieren.

Übungen, um wütende bzw. impulsive, trotzige oder undisziplinierte Kindmodi zu begrenzen:

- *Pro-Contra-Listen anlegen.* Machen Sie sich eine Liste mit den Vor- und Nachteilen Ihres ärgerlichen bzw. trotzigen Kindmodus, und machen Sie sich dabei sowohl die kurzfristigen als auch die langfristigen Folgen Ihres Verhaltens bewusst. Also: Wie fühlt es sich an, wenn Sie z. B. explodieren? Wie reagieren andere (kurzfristige Vor- und Nachteile)? Und wie geht es Ihnen langfristig? Wie gut können Sie mit spontanem, vehementem Ärger Ihre Bedürfnisse befriedigen? Welche Hoffnungen verbinden Sie damit (Vorteile), welche Risiken sehen Sie (Nachteile)?
- *Eigene Bedürfnisse verstehen und äußern.* Schreiben Sie die Situationen auf, in denen Ihr ärgerlicher bzw. trotziger Kindmodus typischerweise auftaucht, und notieren Sie, wie Sie sich dann verhalten. Schreiben Sie zu jeder Situation zusätzlich auf, was Sie so wütend, trotzig, impulsiv oder undiszipliniert gemacht hat und welche Ihrer Bedürfnisse nicht befriedigt wurden. Machen Sie sich klar, was Sie sich gewünscht hätten. Überlegen Sie dann, wie Sie Ihre Bedürfnisse gut versorgen können und/oder wie Sie Ihre

Anliegen so ausdrücken können, dass andere Ihre Bedürfnisse besser verstehen und dann mit größerer Wahrscheinlichkeit auch ernst nehmen. Machen Sie sich dafür einen möglichst konkreten Plan und setzen Sie ihn um. Manchmal müssen Sie dabei etwas „experimentieren", gestehen Sie sich dies zu. Denken Sie daran, dass auch Ihr Umfeld Zeit braucht, um sich umzustellen, und dass Sie vielleicht Geduld und Beharrlichkeit brauchen, bis Sie anderen vermittelt haben, was Sie sich wünschen. Denken Sie auch daran, dass Sie kein Recht darauf haben, dass Ihr Umfeld Ihnen entgegenkommt – wohl aber ein Recht, Ihre Gefühle und Anliegen zu äußern. Lernen Sie, sich auf angemessene, erwachsene Weise selbst zu trösten, wenn Sie enttäuscht werden.

- *Wut zügeln.* Lernen Sie, Ihre aufschäumende Wut in den Griff zu bekommen. Lernen Sie dafür die „Frühwarnzeichen" für Ihren Ärger kennen (Wo spüren Sie diesen körperlich? Was denken Sie typischerweise, was wollen Sie am liebsten tun?) und reagieren Sie möglichst schnell darauf – nicht erst, wenn Ihr Ärger hochgekocht ist. Nehmen Sie sich eine kurze Pause und atmen Sie einige Male tief aus oder schauen Sie einen Moment aus dem Fenster, wenn Ihr ärgerlicher Kindmodus sich meldet. Finden Sie einen beruhigenden Gegenstand, den Sie in die Hand nehmen können, wenn Ihr ärgerlicher Kindmodus sich meldet, oder ein beruhigendes Bild, das Sie sich vorstellen können.
- *Ärger in angemessener Weise zeigen.* Lernen Sie, Ärger stufenweise auszudrücken. Formulieren Sie zuerst möglichst ruhig Ihren Ärger, den Grund dafür und Ihr Anliegen, und werden Sie erst ärgerlicher, wenn der andere nicht zuhört.
- *Trotz und Lustlosigkeit überwinden.* Lernen Sie, Ihren verwöhnten, undisziplinierten Kindmodus zu überwinden. Machen Sie dafür einen realistischen, konkreten Plan, wie Sie die Aufgaben erledigen können, die Sie bisher aufgeschoben haben. Fangen Sie dabei klein an, bleiben Sie beharrlich, belohnen Sie sich für Ihre Anstrengungen, und steigern Sie Ihre Ziele langsam, wenn Sie erste Erfolge sehen.
- Alle diese Vorschläge zur Veränderung der Gefühle Ihres „inneren Kindes" brauchen Zeit! Es kann sehr wichtig sein, dass Sie beginnen, sich damit zu beschäftigen – wenn Sie allerdings schon lange unter solchen Gefühlen leiden, wird es auch eine Weile dauern, bis Sie sich davon befreien können. Haben Sie Geduld mit sich und vor allem – bleiben Sie dran!

Fallbeispiel: Tom (Forts.)

Tom, der auf dem Bauernhof aufgewachsen ist, hat sich bis zu seinem 30. Lebensjahr immer mehr sozial zurückgezogen. Als sein Freund mit dem Hund wegzieht und er wegen seiner teils aufbrausenden Art zunehmend Probleme mit seinem Arbeitgeber bekommt, wird er depressiv und beginnt auf Anraten seines Hausarztes eine ambulante Psychotherapie. Dort fühlt er sich erst sehr unbehaglich und beobachtet, aber sein Psychotherapeut kann sich gut darauf einstellen, dass Tom sich nur allmählich öffnet. Sehr bald wird klar, dass es für Tom wichtig ist, seine Einsamkeit zu überwinden (verletzlicher Kindmodus), um emotional stabiler zu werden, und dass er seinen impulsiven Ärger (ärgerlicher Kindmodus) in den Griff bekommen muss, wenn er seinen Arbeitsplatz behalten will. Tom ist erleichtert, dass der Therapeut ihn für seine Schwierigkeiten und Unsicherheit nicht abwertet, wie er dies von seinen Eltern kennt und auch jetzt erwartet hat (strafender Elternmodus), sondern dass er verstanden wird und erstmals Unterstützung darin bekommt, mit unangenehmen Gefühlen umzugehen.

Er begreift, dass sich seine Empfindlichkeit für Ungerechtigkeiten in seiner Kindheit entwickelt hat (alkoholisierter, gewaltbereiter Vater mit willkürlichen Aufträgen, hänselnde Mitschüler). Dann übt er, seinen heißen Ärger zu bändigen, der heute bei Ungerechtigkeiten aufkommt. Sobald er merkt, dass sich seine Muskeln anspannen und er die Fäuste ballt (Frühwarnzeichen), atmet er dreimal tief aus und sagt sich dabei im Atemrhythmus: „Ruhig, ich schaffe das!“ Außerdem hat er jetzt immer einen glatten Stein in seiner Arbeitshose, den er umfasst, um sich zu beruhigen (Selbstberuhigungsstrategien). Mit seinem Chef hat er vereinbart, dass er kurz an die Luft gehen darf, wenn er das zusätzlich braucht, um sich „runter zu regulieren“, und dass er dann wieder hereinkommt und in Ruhe sagt, was los ist (Ungerechtigkeitserleben „hinter“ dem Ärger ernst nehmen). Am Anfang kommt es Tom komisch vor, diese Strategien einzusetzen, aber er merkt, dass sie ihm nützen. Zu seinem Erstaunen erlebt er auch öfter, dass er mit seinen Anliegen ernst genommen wird, wenn er sie einigermaßen ruhig mitteilt. Manchmal ist das natürlich auch anders. Für diese Situationen hat Tom gelernt, sich selbst zu trösten und sich dafür zu loben und zu belohnen, dass er sich für sich eingesetzt hat (Selbstverstärkung). Außerdem weiß er inzwischen, dass die meisten Ungerechtigkeiten in seinem Arbeitsbetrieb sich im Lauf der Zeit ausgleichen. Nach sechs Monaten Therapie hat sich die Lage am Arbeitsplatz deutlich entspannt, und Tom ist sehr erleichtert, weil er seine Arbeit insgesamt weiter gerne mag und behalten will (Veränderungsmotivation). Außerdem stärkt es sein Selbstwertgefühl sehr, dass er seine Impulsivität reduzieren konnte und seine Anliegen immer öfter direkt anspricht. Das wirkt sich auch positiv auf seine Stimmung aus.

In Bezug auf das Überwinden seiner Einsamkeit braucht Tom deutlich länger. Als hilfreich erlebt er Imaginationsübungen, bei denen er sich vorstellt, wie er sich als heutiger, erwachsener Tom fürsorglich und freundlich um den „kleinen Tom" kümmert. Am Anfang hat er wenige Ideen, wie er das machen könnte, weil er selbst ja wenig Fürsorglichkeit erlebt hat (anfangs schwacher gesunder Erwachsenenmodus). Hier hilft ihm sein Therapeut, und mit der Zeit lernt Tom dies auch selbst. Wenn er sich jetzt in Gesellschaft von Freunden alleine fühlt, hilft ihm die Vorstellung, wie er den „kleinen Tom" an der Hand nimmt und sagt: „Ich bin bei dir" (Selbstberuhigung). Außerdem spricht er jetzt in seinen Arbeitspausen mehr mit seinen Kollegen, trifft sich regelmäßiger mit seinen Freunden und geht in eine Kampfkunstschule, um neue Menschen kennenzulernen (aktive Suche nach Kontakt). Es kostet ihn viel Überwindung, sich das erste Mal mit einem neuen Bekannten zu verabreden, aber er schafft es schließlich. Nach und nach fühlt Tom sich besser eingebunden und gemocht.

6.4 Die Macht von ungünstigen Elternmodi reduzieren

In strafenden oder fordernden Elternmodi habe ich das Gefühl, nicht gut genug oder nicht liebenswert zu sein, alles perfekt machen zu müssen oder verantwortlich zu sein für das Wohl anderer. Um sich hier Entlastung zu erarbeiten, ist es wichtig, diese Botschaften zu identifizieren und dann infrage zu stellen. Sie sollten lernen, den Sätzen Ihres schädlichen Elternmodus energisch zu begegnen, um sie zu entkräften! Dabei kann es hilfreich sein, sich klarzumachen, wann und von wem Sie in Ihrem Leben diese Sätze erworben haben. Vielleicht können Sie in einen inneren Dialog mit diesen Personen gehen, um ihren Botschaften endlich etwas entgegenzusetzen.

Versuchen Sie zu beobachten, in welchen Situationen Ihr schädlicher Elternmodus aktiv wird. Lassen Sie dazu einfach Ihre Gedanken schweifen und fragen Sie sich, was Sie in der letzten Zeit unter Druck gesetzt oder gestresst hat oder wann Sie sich in letzter Zeit wertlos, schuldig oder dumm gefühlt haben. Befragen Sie diese Situation dann innerlich danach, welche Leitsätze hier eigentlich wirksam waren. Warum müssen Sie sich hier dumm oder wertlos fühlen? Und wer hat Ihnen das in Ihrem Leben vermittelt? Wurden Ihnen diese Botschaften ganz direkt gesagt oder eher indirekt – z.B., indem sich eine wichtige Person in Ihrer Umgebung selbst so verhalten hat, als sei sie für alles verantwortlich, und Ihnen damit indirekt solche Muster beigebracht hat? Denken Sie auch daran, dass solche „Elternbotschaften" auch im Kontakt mit anderen wichtigen Bezugspersonen innerhalb oder außerhalb der Familie entstehen können und auch im Kontakt mit gleichaltrigen Kindern oder Jugendlichen, die für Sie bedeutsam waren. Wir haben einige Beispiele für Elternbotschaften zusammengestellt, die Ihnen helfen können, Ihre eigenen Botschaften zu identifizieren (vgl. Tabelle 2).

Tabelle 2: Typische Elternbotschaften erkennen

Leistungsfordernder Elternmodus	• Sei perfekt, sonst bist du ein Versager! • Erst die Arbeit, dann das Vergnügen! • Es ist nie gut genug! • Nur mit Top-Leistung bist du etwas wert!
Schuldinduzierender Elternmodus	• Kümmere dich um die anderen, denen geht es viel schlechter als dir! • Wer sich nicht um die anderen kümmert, ist ein schlechter Mensch! • Du bist verantwortlich für das Wohl von anderen! • Stell deine Bedürfnisse nicht nach vorne, das ist egoistisch!
Strafender Elternmodus	• Stell dich nicht so an, du hast gar kein Problem! • Deine Gefühle und Bedürfnisse sind nicht wichtig! • Deine Grenzen zählen nicht! • Du bist dumm, hässlich, ein Versager …!

Wenn Sie ein Gespür dafür bekommen haben, welche Leitsätze Sie haben und woher diese stammen, sollten Sie sich in aller Ruhe überlegen, welche Leitsätze Ihnen denn eigentlich lieber wären. Denn um Ihren schädlichen Elternmodi den Kampf anzusagen, ist es wichtig zu wissen, was Sie wollen! Dabei sollten Sie nicht schwarz-weiß denken – es ist sicher nicht sinnvoll, den Satz „Ich muss immer alles perfekt machen" zu ersetzen durch „Es ist ganz egal, wie ich meine Aufgaben erledige". Denken Sie über Ihre alternativen Leitsätze in aller Ruhe nach.

Beispiele für realistische, wohlwollende Leitsätze

- Ich möchte etwas leisten und erreichen, aber ich möchte auch Zeit für Erholung, Genuss und Zeit mit Menschen haben, die mir wichtig sind.
- Ich sorge für eine Balance von Anstrengung und Erholung.
- Wenn ich einen Fehler mache, ist das menschlich. Ich ärgere mich darüber und versuche, ihn beim nächsten Mal zu vermeiden, aber ich behalte auch im Blick, was mir alles gelingt.
- Manches kann ich gut und manches weniger. So ist das. Ich bin in Ordnung.
- Ich kümmere mich um andere und ich kümmere mich um mich selbst. Beides ist wichtig, und ich sorge für eine gute Balance.
- Ich übernehme Verantwortung für andere, und schütze dabei auch meine eigenen Belastungsgrenzen. Meine Grenzen sind da, wo sie sind, ich nehme sie ernst.
- Ich nehme meine Gefühle und Bedürfnisse ernst.
- Ich bin in Ordnung, so wie ich bin. Ich bin wertvoll.

Vielleicht hilft es Ihnen, wenn Sie Ihre neuen Leitsätze für sich ein wenig einüben. Schreiben Sie sich einen besonders wichtigen Satz auf eine schöne Postkarte und hängen Sie sie an Ihren Kühlschrank! Oder Sie haben ein Symbol, das für Sie bestimmte positive Botschaften besonders gut verkörpert, dem Sie einen schönen Ort in Ihrer Wohnung geben. Wie wäre es damit, sich ab und zu einen Blumenstrauß zu kaufen oder ein neues Hörbuch zu streamen, um sich daran zu erinnern, dass Sie ein wertvoller Mensch sind, der sich um sich selbst kümmern darf? Für manche Menschen ist es auch sehr hilfreich, sich in der Vorstellung mit den Personen auseinanderzusetzen, die für die Entwicklung der schädlichen Elternbotschaften gesorgt haben. Stellen Sie sich vor, in welchen Situationen Sie entsprechende Dinge vermittelt bekommen haben. Kommen Sie dann als Erwachsener in die Situation und ergreifen Sie die Position des Kindes, das gerade zu sehr gefordert und zu wenig unterstützt wird!

Fallbeispiel: Tom (Forts.)

Für Tom ist es besonders hilfreich, wenn er sich vorstellt, wie er als erwachsener Mann mit seinem Vater spricht und dessen Macht bricht. Er stellt sich vor, wie er als erwachsener Tom an einem Abend dazukommt, als sein alkoholisierter Vater den kleinen Tom und seine Geschwister herumkommandiert, während die Mutter leise weinend im Nebenzimmer sitzt. Tom stellt sich vor, wie er mit seinem Kampfkunstlehrer und drei weiteren erfahrenen, sehr schnellen und starken Kampfkunst-Freunden in die Szene dazukommt. Er fragt: „Was geschieht hier?" Sein Vater antwortet grob: „Das siehst du ja, die faulen Kinder haben es nicht besser verdient, und jetzt sieh, dass du wegkommst, sonst passiert hier gleich was!" Tom stellt sich vor, wie er sich breitbeinig und schützend vor den „kleinen Tom" und seine Geschwister stellt, und wie seine Freunde den Vater mit schnellen, festen Griffen festhalten. Er sagt zu ihm: „Du hast unrecht. Jeder darf sich schützen und hat Rücksicht und Zuwendung verdient." Weil sein Vater weiterschimpft, wird er von den Freunden abtransportiert und ins Gefängnis verbannt. Tom wendet sich zu den Kindern, geht in die Knie, um auf Augenhöhe zu sein, und sagt zu ihnen: „Ihr seid völlig in Ordnung, so wie ihr seid. Ihr seid liebe Kinder, und ich werde mich ab jetzt um euch kümmern und euch beschützen. Es war ungerecht und viel zu grob, wie euer Vater mit euch umgegangen ist, keiner darf das." Besonders gut gefallen Tom die Sätze „Jeder darf sich schützen" und „Ihr seid völlig in Ordnung, so wie ihr seid".

6.5 Bewältigungsmodi abbauen

Die Dinge, die wir in Bewältigungsmodi tun, fühlen sich häufig nicht unbedingt schlecht an – sie hindern uns aber daran, unsere Bedürfnisse wirksam und nachhaltig zu erfüllen und/oder unsere Aufgaben angemessen zu erledigen. Vielleicht schieben Sie auch immer alles Mögliche auf – aber, wenn Sie in sich gehen, wissen Sie, dass Sie dabei vor allem Angst haben oder befürchten, sich zu blamieren? Oder Sie beziehen keine Stellung in einem Konflikt, obwohl Sie sich das fest vorgenommen haben? Dadurch riskieren Sie zwar keinen Streit, aber Ihre Interessen setzen Sie auch nicht durch. Vielleicht werden Sie aber auch dominant, laut oder aggressiv, wenn Sie sich kritisiert oder alleingelassen fühlen – dadurch schüchtern Sie andere Menschen vielleicht ein, aber gemocht werden Sie auch nicht.

6.5.1 Vermeidung reduzieren, Neues wagen

Vermeidende Bewältigungsmodi können Sie am besten bekämpfen, indem Sie sich schrittweise mit neuen Situationen auseinandersetzen und mehr von den Dingen tun, die Sie *eigentlich* tun möchten. Das klingt banal, ist es aber natürlich nicht. Um sich neuen oder gefürchteten Situationen auszusetzen, brauchen Sie viel Motivation und Durchhaltewillen. Sie müssen dranbleiben, auch wenn Sie zwischendurch einmal einen Einbruch haben – aufstehen, Krönchen richten und weitermachen. Und wenn Sie es schaffen, sich zu etwas zu überwinden, das Ihnen schwerfällt, sollten Sie sich dafür unbedingt auch angemessen belohnen!

Die folgenden Schritte können Ihnen helfen, ein neues Verhalten aufzubauen:

- *Ziele klären.* Überlegen Sie in Ruhe, was Sie zukünftig anders machen wollen als bisher. Machen Sie sich klar, wohin Ihre Reise geht und was ungefähr Ihr Ziel sein soll. Überlegen Sie, wofür es gut wäre, dieses Ziel zu erreichen. Machen Sie sich aber auch bewusst, was Sie dafür evtl. aufgeben müssen.

> **Fallbeispiel: Karin (Forts.)**
>
> Ein angemessenes Ziel für Karin wäre: „Mein Leben wieder mehr genießen und Freundschaften stärken." Ihr ist bewusst, dass dies auch bedeutet, dass sie dann wahrscheinlich etwas weniger Zeit für ihre Arbeit hat, und dass sie lernen muss, ihre Ängstlichkeit bei sozialen Kontakten zu überwinden.

- *Kleine, konkrete Schritte planen.* Setzen Sie sich möglichst konkrete, kleine und für Sie persönlich erreichbare Ziele, und schreiben Sie sich z. B. in Ihren Kalender, wann Sie diese in welcher Weise umsetzen wollen.

Fallbeispiel: Karin (Forts.)

Karin plant, sich ab jetzt wenigstens an einem Abend in der Woche mit einer ihrer Bekannten zu treffen oder mit ihrer Freundin zu telefonieren. Außerdem reserviert sie in ihrem Terminkalender Zeit, um zweimal pro Woche an den gemeinsamen Kaffeepausen mit ihren Arbeitskollegen teilzunehmen.

- *Das neue Verhalten umsetzen und flexibel bleiben.* Setzen Sie die Dinge um, die Sie sich vorgenommen haben. Sie werden dabei erleben, dass manches einfacher ist als befürchtet, und dass anderes ziemlich schwer umzusetzen ist.

Fallbeispiel: Karin (Forts.)

Karin ruft in den ersten Wochen nur bei ihrer Freundin an, weil sie sich im Kontakt mit ihr sicher fühlt. Ihre Angst vor Zurückweisung hindert sie zunächst daran, auch ihre anderen Bekanntschaften zu beleben. Schließlich überlegt sie, was es ihr leichter machen könnte, sich zu verabreden. Sie kommt darauf, dass gemeinsame Kinobesuche für sie einfacher sind, als wenn sie sich z. B. zum Essengehen verabredet. Sie sagt sich „wer nicht wagt, der nicht gewinnt“ und ruft eine Bekannte an, die sie ziemlich unkompliziert findet, und mit der sie sich schnell einigen kann, welchen Film sie zusammen anschauen. Die Kaffeepausen mit den Kollegen sind hingegen viel einfacher, und Karin erlebt zu ihrer Überraschung, dass einige davon sich richtig freuen, wenn sie kommt. Sie merkt aber bald, dass die Kaffeepausen zu kurz sind, um tatsächlich ins Gespräch zu kommen, und ändert daher ihren Plan in „einmal Kaffeepause, einmal Mittagessen pro Woche zusammen mit Kollegen“.

- *Sich selbst belohnen.* Belohnen Sie sich für alle Schritte in Richtung Ihres Ziels, selbst wenn diese nicht immer den gewünschten Erfolg haben. Auch der Versuch zählt, und es ist ganz normal, dass man nicht immer das erreicht, was man vorhatte.

Fallbeispiel: Karin (Forts.)

Karin findet bunte Kissen für ihr Sofa toll, aber meistens sind sie ihr zu teuer. Jetzt legt sie bei jedem Schritt, den sie aktiv umsetzt, drei Euro in eine Sparbüchse für ein neues, buntes Kissen. Auch wenn sie niemanden für eine Verabredung findet, legt sie die drei Euro rein, denn sie hat es ja probiert.

- *Beharrlich bleiben.* Manchmal dauert es lange, bis man den Erfolg hat, den man sich wünscht, und vielleicht sind Sie frustriert oder traurig, wenn Sie die Schritte nicht so umgesetzt haben, wie Sie dies wollten oder wenn nicht das Ergebnis herauskam, das Sie sich erhofft haben. Bleiben Sie trotzdem dran. Machen Sie sich bewusst, was Ihr Ziel ist und warum es Ihnen wichtig ist. Beschimpfen Sie sich nicht, wenn etwas nicht klappt, sondern versuchen Sie, geduldig und auch nachsichtig mit sich zu bleiben und sprechen Sie sich Mut für den nächsten Versuch zu.

Fallbeispiel: Karin (Forts.)

Karin merkt nach einiger Zeit, dass sie mit einigen ihrer losen Freundinnen kaum noch Anknüpfungspunkte und gemeinsame Interessen teilt, und dass diese auch zeitlich sehr eingebunden sind, sodass sie sich viel seltener verabreden kann, als sie eigentlich geplant hat. Dies frustriert sie ziemlich. Nach einiger Zeit realisiert sie aber, dass einige Kontakte aus ihrer Arbeit sich viel besser entwickeln als gedacht, und sie traut sich nun, auch zwei ihrer Kolleginnen gelegentlich für gemeinsame Aktivitäten anzufragen.

- *Planung anpassen.* Wenn Sie sehen, dass Ihre ersten Schritte Erfolg hatten, planen Sie spätestens jetzt den nächsten Schritt. Was ist die nächste Stufe auf dem Weg zu Ihrem Ziel? Planen Sie auch diese möglichst konkret und gehen Sie in die Umsetzung. Manchmal ist es auch erforderlich, nochmal einen Schritt zurückzugehen oder sich andere Wege zu überlegen, wie Sie vorwärtskommen.

Fallbeispiel: Karin (Forts.)

Nachdem Karin es geschafft hat, ihren Freundeskreis zu beleben und etwas neu zu sortieren, fühlt sie sich sicherer. Sie hat zu ihrem Erstaunen festgestellt, dass die anderen sie und ihren privaten Alltag gar nicht so langweilig fanden wie sie selbst, und das hat ihr sehr gutgetan. Als nächstes nimmt sie sich vor, ihre Geige wieder zur Hand zu nehmen und nach Leuten zu suchen, mit denen sie entspannt zusammen musizieren kann.

Zusammenfassung: Neues Verhalten aufbauen

1. *Ziele.* Wohin soll Ihre Reise gehen und was macht dieses Ziel für Sie attraktiv?
2. *Konkrete Planung.* Wie soll Ihre Reise ablaufen, welche Schritte machen Sie wann, wie und wo?
3. *Umsetzung.* Sie gehen los und sammeln Erfahrungen.
4. *Selbstbelohnung.* Prima, dass Sie jetzt unterwegs sind! Jeder Schritt zählt und verdient es, dass Sie sich dafür anerkennen und belohnen.
5. *Beharrlichkeit.* Es geht selten ohne Umwege, aber auch auf denen lernen Sie etwas. Behalten Sie Ihr Ziel im Auge, bleiben Sie unverdrossen und geduldig, und gehen Sie weiter.
6. *Neue Planung.* Jetzt haben Sie schon einiges erlebt und kennen sich und Ihre Umgebung viel besser als vorher. Planen Sie die nächste Etappe Ihrer Reise und erlauben Sie sich, dabei Ihre Grenzen realistisch einzuschätzen und ggf. noch ein Spezialtraining zu absolvieren – oder erst einmal da zu bleiben, wo Sie schon sind, wenn Sie dies brauchen!

6.5.2 Verhaltensexzesse in den Griff bekommen

Neigen Sie dazu, exzessiv ungesunde Dinge zu tun wie zu viel Alkohol zu trinken, viel zu kiffen, Essanfälle zu haben oder stundenlang vor dem Bildschirm zu kleben oder mit dem Smartphone rumzuspielen, wenn Sie eigentlich etwas Wichtiges zu erledigen hätten? Solche Probleme müssen Sie ernst nehmen, wenn Sie wirklich etwas daran verändern wollen. Denn kurzfristig sind diese Aktivitäten meist sehr angenehm – sie fühlen sich in dem Moment gut an, die negativen Konsequenzen werden erst langfristig wirksam! Sie sind in der Regel sehr eingeschliffen und es braucht Motivation und Geduld, um sie loszuwerden. Als erstes sollten Sie eine Bilanz ziehen, welche kurz- und langfristigen Vor- und Nachteile diese Muster haben. Wahrscheinlich ist es dann sinnvoll, sich einen Plan zu machen, indem Sie „freie Zeiten" ohne das entsprechende Verhalten einplanen (z. B. erst einmal nur einmal pro Woche Kiffen). Vielleicht ist es hilfreich, wenn Sie Ihre Lebenssituation berücksichtigen und ggfs. entsprechend verändern (z. B. nicht viel Alkohol im Haus haben). Und wenn Sie merken, dass Sie es alleine nicht packen, gibt es Selbsthilfegruppen oder therapeutische Angebote, die Sie unterstützen können!

Exzessives Verhalten kontrollieren lernen

- *Motivation prüfen.* Ihre Motivation zu prüfen, ist bei exzessivem Verhalten besonders wichtig, weil es oft kurzfristig so angenehm und entlastend ist. Legen Sie sich dazu z.B. eine Pro-Contra-Liste an (vgl. S. 63) oder tauschen Sie sich mit Freunden aus, die ehrlich zu Ihnen sind.
- *Ziele umsetzen.* Setzen Sie sich Ziele, planen Sie die Umsetzung und bleiben Sie dran (vgl. S. 70 ff.). Entscheiden Sie sich, ob Sie sich „freie Zeiten" von Ihrem exzessiven Verhalten nehmen wollen, d.h., ob Sie es nur in die Schranken weisen wollen, oder ob Sie zumindest vorübergehend davon ganz „abstinent" sein möchten. Wenn Sie sich entscheiden, Ihr Verhalten zügeln zu lernen, seien Sie ehrlich mit sich und führen Sie Buch über die Zeiten bzw. Mengen, die Sie tatsächlich noch mit dem Verhalten verbringen, das Sie einschränken wollen. Beachten Sie: Wenn Sie bisher regelmäßig Alkohol oder Drogen zu sich genommen haben, kann eine plötzliche Abstinenz sehr gefährlich sein! Lassen Sie sich hierzu in einer Suchtberatungsstelle beraten.
- *Umfeld günstig gestalten.* Richten Sie Ihr Umfeld so ein, dass es für Sie leichter ist, abstinent zu bleiben oder sich zu zügeln. Halten Sie keine Vorräte an Alkohol, Schokolade etc. im Haus, wenn Sie diese reduzieren wollen. Treffen Sie sich mit Freunden, die Ihre Abstinenz bzw. Selbstkontrolle unterstützen. Meiden Sie vorübergehend die Orte, an denen das exzessive Verhalten typischerweise auftritt. Hängen Sie sich ein großes Stopp-Schild an Ihren Computer.
- *Geeignete Alternativen finden.* Machen Sie sich bewusst, welchen Bedürfnissen und Zielen Ihr bisheriges Verhalten gedient hat. Werfen Sie dafür einen Blick auf die kurzfristigen positiven Aspekte auf Ihrer Pro-Contra-Liste. Nehmen Sie diese ernst und überlegen Sie sich Wege, diese Bedürfnisse auf eine gute, gesunde Art zu befriedigen. Oft wirken diese Alternativen nicht so schnell positiv und auch nicht so stark wie die Verhaltensexzesse. Machen Sie sich bewusst, wofür Sie lernen wollen, das zu akzeptieren, denken Sie an Ihre langfristigen Ziele!
- *Notfallplanung.* Machen Sie sich eine Liste mit Aktivitäten, die Sie schnell und einfach umsetzen können, wenn Sie merken, dass ein Rückfall ins alte Verhalten droht oder schon geschehen ist, und mit denen Sie das Verhalten beenden können. Wenn Sie einen „Ausrutscher" mit einem Rückfall in Ihr altes Verhalten erleben, bleiben Sie freundlich mit sich – und bleiben Sie dran!

- *Unterstützung annehmen.* Es ist nicht einfach, exzessives Verhalten aufzugeben, vor allem, wenn Sie es schon lange praktizieren! Lassen Sie sich dabei helfen von Freunden, die Sie auf diesem Weg begleiten, oder indem Sie sich einer Selbsthilfegruppe anschließen oder eine Beratungsstelle oder Psychotherapie aufsuchen.

6.5.3 Überkompensation reduzieren

Vielleicht neigen Sie eher dazu, aggressiv, kontrollierend oder angeberisch zu werden, wenn Sie sich alleine, gestresst oder zurückgewiesen fühlen? Da kann es am besten helfen, dreimal tief durchzuatmen, bevor man „ausrastet". Ein sehr einfacher, aber wirkungsvoller Trick! Natürlich sollten Sie sich in diesen drei Atemzügen auch kurz besinnen, was Ihr eigentliches Ziel ist – dafür sollten Sie zu einem anderen Zeitpunkt schon mal darüber nachgedacht haben, denn wenn die Zündschnur sehr kurz ist, sollte man die wenige verbleibende Zeit möglichst effektiv nutzen! Dann sollten Sie grundsätzlich bereits wissen, welche Gefühle und Bedürfnisse hinter Ihrer Überkompensation stehen und welche Alternativen Sie sehen, diese auszudrücken.

Fallbeispiel: Norbert (Forts.)

Vielleicht erinnern Sie sich noch an Norbert, den angeberischen Kleingärtner, der alles besser weiß und sich damit immer wieder selbst ins Abseits stellt (vgl. S. 41)? Eines Tages platzt dem neuen Vereinsvorsitzenden der Kragen, als Norbert ihn schon wieder öffentlich verbessert, und er weist ihn massiv in die Schranken. Zunächst ist Norbert sehr beleidigt und gekränkt, und er vermeidet es über Wochen trotzig, mit irgendjemanden im Verein zu sprechen. Nach einer Weile fühlt er sich aber sehr einsam und er wendet sich an eine Gartennachbarin, mit der er sich schon immer ganz gut versteht. Sie bestätigt ihm freundlich, aber klar, dass sein besserwisserisches Verhalten tatsächlich sehr nervt – aber auch, dass Sie sich freuen würde, wenn er wieder zu den Versammlungen käme, weil er trotz allem einfach dazugehöre. Er müsse nur endlich einmal lernen, einfach zuzuhören. Für Norbert ist das eine große Kröte zum Schlucken. Er hält es alleine aber kaum noch aus, deshalb entscheidet er sich, genau das zu versuchen. Zu seinem Erstaunen treffen ihn auch freundliche Blicke, als er bei der nächsten Sitzung auftaucht. In der Sitzung fällt es ihm sehr schwer, nicht herauszuplatzen, aber er kann sich fast immer stoppen, indem er dreimal tief ausatmet, langsam bis zehn zählt und sich innerlich sagt: „Einfach zuhören". Zu seinem Erstaunen verläuft der Austausch auch ohne seine Beiträge konstruktiv, und nachher kommt tatsächlich jemand auf ihn zu, um ihn in einer konkreten Frage um Rat zu bitten. Ähnlich läuft es auch in den nächsten Sitzungen und Norbert meldet sich jetzt öfter ganz normal zu Wort, unterlässt Abwertungen, und fasst sich kürzer als früher. Er erlebt, dass er nach und nach viel besser integriert wird. Vorher befürchtete er insgeheim, er werde völlig übergangen, wenn er sich nicht aktiv ins Spiel bringt.

Einen Punkt sollten Sie immer im Auge behalten, wenn Sie beginnen möchten, Bewältigungsmodi zu reduzieren: Diese haben ja die Funktion, Sie vor schwierigen Gefühlen aus Ihren Kindmodi und vor schädlichen Elternmodi zu beschützen. Wenn Sie sie reduzieren, kommen meistens die entsprechenden verletzten Kind- oder strafenden Elternanteile erst einmal deutlicher in Ihr Bewusstsein. Dann ist es wichtig, darauf zu achten, dass Sie auch für diese Anteile genug unternehmen. Unsere entsprechenden Vorschläge dafür finden Sie in den Kapitel 6.1 bis 6.4.

Fallbeispiel: Karin (Forts.)

Bei Karin kommt es, wie schon berichtet, immer wieder vor, dass sie sich bei Kritik an ihrer Forschung wie „vernichtet" fühlt. Sie versucht, ihre Minderwertigkeitsgefühle in übermäßiger Weise durch umso akribischere Planung und Perfektionismus auszugleichen (kontrollierender Überkompensationsmodus). Wenn sie sich vorstellt, Kritik auch einfach mal stehen zu lassen oder zunächst zwei Wochen verstreichen zu lassen und sich mit Kollegen in Ruhe auszutauschen, bevor sie evtl. reagiert (gesunder Erwachsenenmodus), spürt sie starke Angst (verletzlicher Kindmodus). Schon die Vorstellung von etwas mehr Gelassenheit lässt sofort ihren Elternmodus auf den Plan treten, der ihr sagt: „Du bist nur liebenswert und wirst nur wahrgenommen, wenn du etwas Besonderes leistest." Karin spürt selbst, dass ihr Perfektionismus übertrieben und oft auch nicht erforderlich ist, denn insgesamt kann sie ihre Forschungsergebnisse gut publizieren und ist in ihren Fachgesellschaften anerkannt.

Um ihre Angst vor „Vernichtung“ zu reduzieren, kümmert sich Karin zunächst um ihren verletzlichen Kindmodus. Sie stellt sich in einer Imaginationsübung vor, wie sie als erwachsene, sehr freundliche und zugewandte Karin zu der fünfjährigen Karin kommt, die gerade mit offenem Mund ihren Eltern zuhört, die von ihren Abenteuern berichten, und die sich selbst dagegen erbärmlich vorkommt. Sie stellt sich vor, wie sie sich neben die kleine Karin setzt und kurz zuhört. In einer Gesprächspause fragt sie die kleine Karin, was sie denn zurzeit gerne mache. Erst ist die kleine Karin sehr schüchtern, aber die große Karin bleibt zugewandt und interessiert und begleitet die kleine Karin auch ins Kinderzimmer, um sich ihre Spielsachen und Teddys zeigen zu lassen. Die kleine Karin fühlt sich durch dieses warme Interesse an ihrem normalen, kindlichen Alltag sehr bestärkt. Die beiden vereinbaren, dass die große Karin jetzt regelmäßig und oft vorbeikommen wird, damit sie Zeit miteinander haben. Diese Vorstellungsübung hilft Karin sehr, sich zu beruhigen, wenn die Angst in ihr hochsteigt.

Zusätzlich entscheidet sie sich, die Elternbotschaft umzuschreiben (Elternmodus entmachten). Ihr neuer Leitsatz heißt jetzt: „Ich freue mich über besondere Leistungen – aber ich bin auch in Ordnung, wenn ich durchschnittlich arbeite oder sogar Fehler mache. Ich bin wertvoll, auch einfach so.“

Sie traut sich jetzt auch, sich mit Verunsicherung an ihre Kollegen zu wenden, wenn sie Kritik erlebt. Diese helfen ihr sehr, auf dem Boden der Tatsachen zu bleiben und sich auch bei berechtigter Kritik als Mensch angenommen zu fühlen. Außerdem erfährt Karin jetzt auch viel mehr von den Pannen und Forschungsproblemen der anderen, was sie sehr beruhigt.

Nach und nach gelingt es Karin so, sich immer besser und schneller selbst zu beruhigen, wenn sie Kritik erlebt, und bald wieder gelassen damit umzugehen.

6.6 Den gesunden Erwachsenenmodus stärken

Alle Vorschläge aus den letzten Kapiteln sind grundsätzlich natürlich auch geeignet, Ihren gesunden Erwachsenenmodus zu stärken. Wenn Sie sich um ihren verletzlichen Kindmodus kümmern, sorgen Sie auch dafür, dass der gesunde Erwachsenenmodus Verantwortung für sich selbst übernimmt. Wenn Sie übertriebene Werte und Anforderungen des fordernden Elternmodus bekämpfen, sorgen Sie gleichzeitig dafür, dass Ihre Standards und Anforderungen an sich selbst realistischer und gesünder werden. Und wenn Sie beginnen, Bewältigungsmuster wie Vermeidung oder Überkompensation zu reduzieren, müssen Sie diese fast automatisch durch gesündere Verhaltensweisen ersetzen. Insofern ist Ihr gesunder Erwachsenenmodus eigentlich immer beteiligt, wenn es darum geht, sich in eine gute Richtung weiterzuentwickeln.

Sie können Ihren gesunden Erwachsenenmodus aber zusätzlich auch durch Übungen oder Überlegungen stärken, die sich direkt darauf richten, stärker zu dem zu werden, was Sie sein wollen. Das hat oft damit zu tun, sich selbst klarzumachen, welche Werte man im Leben eigentlich verfolgen möchte. Dazu muss man sich manchmal Dinge trauen, vor denen man bisher zurückgeschreckt ist. Das bedeutet aber auch, endlich Aktivitäten anzugehen, die das eigene Leben bereichern und hoffentlich glücklicher und erfüllter machen.

Eine gute Übung, mit der Sie sich bewusst machen können, welche Werte und Ziele Ihnen im Leben wirklich wichtig sind, ist die Imagination zu Ihrem 80. Geburtstag. Dann wird der größte Teil Ihres Lebens vorbei sein – was möchten Sie bis dahin erreicht haben? Diese Reflexion kann Ihnen helfen, sich darüber klarer zu werden, inwieweit Sie im Moment da stehen, wo Sie auch stehen möchten. Oder gibt es wichtige Werte oder Lebensbereiche, die Sie im Moment vernachlässigen?

Der 80. Geburtstag (Vorstellungsübung)

Schließen Sie die Augen und entspannen Sie sich. Achten Sie darauf, wie Ihre Füße Kontakt mit dem Boden haben. Gehen Sie dann mit Ihrer Aufmerksamkeit zu Ihrem Körper und nehmen Sie wahr, wo Sie Kontakt mit der Unterlage haben und wie Ihr Körper von der Unterlage getragen wird. Sie müssen gar nichts tun, nehmen Sie einfach wahr, wie Sie sitzen oder liegen. Wenn Sie dies möchten, verändern Sie Ihre Körperposition so, dass Sie sich noch besser entspannen können.

Gehen Sie dann in Ihrer Vorstellung in Ihre Zukunft. Stellen Sie sich vor, Sie werden älter und älter, bis Sie 80 Jahre alt sind. Heute ist Ihr 80. Geburtstag. Versetzen Sie sich, so gut es Ihnen gerade möglich ist, an diesen Tag. Lassen

Sie sich Zeit, die folgenden Fragen auf sich wirken zu lassen, und Bilder dazu vor Ihrem inneren Auge entstehen zu lassen.

Wie sind die vergangenen Jahrzehnte Ihres Lebens verlaufen? Welchen Weg haben Sie beruflich genommen, wer war an Ihrer Seite, wie haben Sie freie Zeiten verbracht? Welche Ereignisse und Begegnungen waren in diesen Jahren wichtig für Sie? Gehen Sie dann mit Ihren Gedanken zum heutigen Tag, Ihrem 80. Geburtstag. Wie fühlen Sie sich heute? Wenn Sie in den Spiegel schauen, wie sehen Sie heute aus? Vielleicht haben Sie auch einige Menschen, die Ihnen heute wichtig sind oder wichtig auf Ihrem Lebensweg waren, zu einem Fest eingeladen. Sehen Sie sich um an dem Ort, den Sie gewählt haben für Ihr Fest. Wie sieht es dort aus? Wer ist gekommen? In welcher Weise sind diese Menschen für Sie bedeutsam und wichtig? Wie fühlen Sie sich, wenn Sie diese Menschen sehen? Vielleicht möchten Sie sich selbst mit einigen kurzen Worten oder mit einer Rede an Ihre Gäste wenden. Falls Sie dies tun, was möchten Sie Ihnen sagen? Wie fühlen Sie sich dabei? Vielleicht gibt es auch den einen oder anderen Ihrer Gäste, der eine Rede auf Sie hält. Was wird er oder sie über Sie sagen? Welche Seiten Ihres Lebensweges und Ihrer persönlichen Entwicklung sind für andere sichtbar, welche vielleicht weniger? Wie geht es Ihnen bei dem, was andere über Sie sagen? Lassen Sie diese Eindrücke noch einen Moment auf sich wirken und nehmen Sie wahr, wie Sie sich fühlen und wonach Ihnen zumute ist.

Kommen Sie dann langsam wieder in die Gegenwart zurück. Atmen Sie einige Male tief aus, zählen Sie von 80 in Zehnerschritten rückwärts, bis Sie ungefähr bei Ihrem heutigen Lebensalter sind, und öffnen Sie wieder die Augen.

Um diese Vorstellungsübung für sich selbst auszuwerten, können Sie sich z.B. die folgenden Fragen stellen:

- Gab es Vorstellungsbilder, die Ihnen gut gefallen haben? Welche waren das und wie haben Sie sich dort gefühlt? Welche Ihrer Werte und Bedürfnisse waren in diesen Szenen erfüllt?
- Gab es Vorstellungsbilder, die eher unangenehme Gefühle ausgelöst haben? Welche Szenen waren das, und welche Gefühle und Bedürfnisse haben Sie in diesen Szenen wahrgenommen? Gab es Dinge, die Ihnen gefehlt haben? Welche Ihrer Werte und Bedürfnisse waren in diesen Szenen nicht erfüllt?
- Wenn Sie Ihr Leben in ähnlicher Weise weiterführen, wie Sie dies in den letzten Jahren getan haben, in welche Richtung wird es sich entwickeln bis zu Ihrem 80. Geburtstag? Welche Werte und Bedürfnisse werden vermutlich eher erfüllt sein, welche vermutlich weniger?

Mit dieser Übung ist Ihnen hoffentlich etwas bewusster geworden, welche Ihrer Werte in Ihrem Leben aktuell recht gut realisiert werden können – aber auch, was Sie gerade vernachlässigen, obwohl es Ihnen eigentlich vielleicht sehr wichtig ist. Sehr häufig stellt man bei dieser Übung fest, dass Arbeit und Pflichten einen sehr großen Raum einnehmen. Positive Beziehungen, Hobbys, Leidenschaften und Freundschaften können darunter manchmal sehr leiden. Der nächste Schritt besteht logischerweise darin, darüber nachzudenken, wie die vernachlässigten Werte stärker in Ihren Fokus rücken können. Welche Werte sind das? Welche Schritte können Sie gehen, um diesen Werten mehr Raum zu geben?

Fallbeispiel: Christa (Forts.)

Sicher erinnern Sie sich an Christa, die 52-jährige Krankenschwester und Stationsleitung, die als Kind lernte, sich um ihre Mutter und Geschwister zu kümmern und dafür eigene Bedürfnisse (Erholung, Freiheit, Spontaneität) zurückzustellen lernte. Bis heute kümmert sie sich sehr viel mehr um das Wohl anderer als um ihr eigenes Wohlergehen (unterwerfender Bewältigungsmodus). In einem Gespräch mit einer guten Freundin, die es versteht, gut für sich zu sorgen, spürt sie eine intensive Sehnsucht, es sich selbst auch besser gehen zu lassen. Sie beschließt, in Ihrem Leben eine bessere Balance zwischen „für andere sorgen“ und „für mich selbst sorgen“ herzustellen. Anfangs weiß Christa aber gar nicht so recht, was sie eigentlich mag und möchte, deshalb schließt sie sich zunächst einfach den Aktivitäten von Bekannten und Freunden an. Mit den einen verabredet sie sich für die Sauna, mit anderen zum Essengehen, mit einer dritten zu deren Wanderverein. Außerdem belegt sie einen Yogakurs. Sie spürt, dass ihr vor allem die ruhigen Dinge guttun (Sauna, am liebsten alleine, und Yoga), und dass sie aktuell kein Bedürfnis hat, ihren ohnehin guten Freundeskreis häufiger zu sehen. Im Gegenteil erlaubt sie es sich mit der Zeit sogar, ab und zu mal eine Anfrage oder Einladung auszuschlagen, was früher sofort ihr schlechtes Gewissen (emotional fordernder Elternmodus) aktiviert hätte. Sich in der Arbeit besser abzugrenzen, schafft Christa nicht alleine. Sie entscheidet, sich dafür psychotherapeutische Unterstützung zu suchen. Dadurch gelingt es ihr, mittels konkreter kleiner Schritte ihren Arbeitsalltag allmählich anders zu strukturieren und ihre eigenen Interessen klarer zu vertreten, anstatt (fast) alles zu tun, was von ihr erbeten wird. Beispielsweise traut sie sich nun, ihren Oberarzt direkt zu bitten, für Absprachen mit ihr etwas mehr Zeit einzuplanen und diese im Büro durchzuführen. Das kostet Christa eine enorme Überwindung, aber sie schafft es. Zusätzlich geht sie nicht auf jedes seiner Anliegen sofort ein, sondern erbittet sich Bedenkzeit. Ihr Oberarzt kommt ihr mehrfach entgegen, kehrt aber jeweils schnell zu seinem bisherigen Verhalten zurück. Da absehbar ist, dass er noch mehrere Jahre auf seiner Position bleiben wird, entscheidet sich Christa, sich weg zu bewerben. Dank Ihrer Erfahrung hat sie die Wahl zwischen mehreren Arbeitsplätzen, was ihr berufliches Selbstwertgefühl sehr stärkt. Sie entscheidet sich für eine Arbeitsstelle mit geteilter Stationsleitung und mehr Patientenkontakt. Dort verdient sie etwas weniger, aber es entlastet sie, die Verantwortung teilen zu können. Nachdem sie auch gelernt hat, Patientengespräche zeitlich besser zu strukturieren und etwas zu kürzen, beendet Christa die Therapie. Sie kann ihre Bedürfnisse jetzt viel besser selbst versorgen, sodass sie nicht mehr explosionsartig wütend wird. Sie ist viel zufriedener mit ihrem Leben, lacht mehr und sie kann schöne Momente intensiver genießen.

Wenn Sie Schritte planen, um wichtige Werte besser zu realisieren und unerfüllte Bedürfnisse besser zu versorgen, könnte es sein, dass Sie über verschiedene Hürden stolpern. Es ist sicher nicht ohne Grund so, dass diese Werte in Ihrem Leben aktuell zu klein geschrieben werden! Vielleicht haben Sie wichtige Gefühle und Bedürfnisse nicht gut gespürt oder nicht ausreichend ernst genommen und erfüllt, oder vielleicht haben rigide Elternmodi Sie daran gehindert. Vielleicht standen Ihnen auch Bewältigungsmodi im Weg, die Sie kurzfristig beruhigt haben, die langfristig aber nicht dazu führten, dass Sie wichtige Werte mit Leben füllen und wichtige Bedürfnisse versorgen konnten. Diese Hürden müssen Sie überwinden, wenn Sie Ihren gesunden Erwachsenenmodus weiterentwickeln und stärken möchten. Allerdings sollen Sie dabei ganz in Ihrem Tempo vorgehen und die Schritte so groß oder klein wählen, wie es für Sie angenehm ist.

Wenn Sie unsicher sind, ob Sie eine Veränderung in Ihrem Leben durchführen möchten, können Sie sich auch dafür Pro-Contra-Listen schreiben. Notieren Sie auf der einen Seite die Vor- und Nachteile Ihres jetzigen Verhaltens und auf der anderen Seite die Vor- und Nachteile des „neuen“ Verhaltens.

Manchmal reicht dies bereits aus, um sich über die aktuellen Werte und Ziele klarer zu werden. Eine weitere Übung zur Klärung Ihrer Werte ist die folgende.

Übung: Stuhl-Dialog zur Klärung der eigenen Werte und Präferenzen

Nehmen Sie sich etwas Zeit, in der Sie ungestört sind. Stellen Sie zwei Stühle einander gegenüber auf und weisen Sie jedem dieser Stühle eine Option („Es so belassen, wie es ist" und „Mein neues Ziel verfolgen, nämlich ...") zu. Der eine Stuhl steht also für Ihr bisheriges Verhalten, der andere für das neue Verhalten. Setzen Sie sich auf einen Stuhl und stellen Sie sich vor, Sie hätten sich bereits für diese Option entschieden. Sagen Sie sich: „Ich habe mich entschieden, meine Freundschaften besser zu pflegen." Nehmen Sie wahr, wie sich dies anfühlt. Wenn Sie mögen, können Sie sich zusätzlich vorstellen, Sie seien dieser Option bereits einige Zeit gefolgt. Wenn Sie sich z.B. überlegen, ob Sie Ihre Freundschaften intensivieren wollen, und dafür z.B. Ihre Zeit anders einteilen, sagen Sie sich: „Ich habe mich entschieden, meine Freundschaften besser zu pflegen. Ich habe dafür in den letzten Monaten viel getan, z.B. habe ich ...". Spüren Sie, wie es sich anfühlt, auf diesem Stuhl zu sitzen. Wechseln Sie dann auf den anderen Stuhl und wiederholen Sie die Übung auch für die andere Option. Sagen Sie: „Ich habe mich entschieden, die Dinge so zu lassen, wie sie sind", und spüren Sie auch bei dieser Option, wie sich dies anfühlt, jetzt und in einiger Zeit.

Wenn Sie wichtige Werte mit Leben füllen möchten und eigene Bedürfnisse gut versorgen möchten, werden bei der Umsetzung vermutlich die folgenden Punkte wichtig sein:

- *Sich etwas trauen, Mut haben.* Trauen Sie Ihren Werten bzw. Bedürfnissen und machen Sie Dinge anders als früher. Das fühlt sich zunächst meist unsicher an wie alles Neue – aber nur so können Sie auch etwas dazulernen!
- *Gelassen mit Scheitern umgehen.* Erlauben Sie es sich, zu experimentieren und nach Fehlschlägen trotzdem weiter an Ihr Ziel (Ihre Werte bzw. Bedürfnisse) zu glauben! Oft ist es erforderlich, verschiedene Wege auszuprobieren, um Ihrem Ziel näher zu kommen. Manche sind leider Sackgassen! Wenn Sie dies feststellen, verabschieden Sie sich von diesem Weg und versuchen Sie den nächsten. Vielleicht haben Sie auch zu große Schritte geplant. Und Sie sind ja auch noch ungeübt, auf diesen neuen Wegen zu laufen. Sie dürfen sich erlauben, gelassen zu bleiben, auch wenn Sie sich

vielleicht kurz über sich ärgern. Planen Sie kleinere Schritte, verzeihen Sie sich Ihr Stolpern und gehen Sie in Ruhe weiter Ihrem Ziel entgegen. Es ist noch kein Meister vom Himmel gefallen.

- *Disziplin aufbringen.* Bleiben Sie dran! Veränderungen im Leben umzusetzen, erfordert Disziplin – nur zu schnell greifen die alten Verhaltensmuster wieder um sich. Machen Sie sich konkrete Pläne für die Umsetzung Ihrer Werte und Bedürfnisse, bleiben Sie dabei flexibel, aber bleiben Sie dran und beschummeln Sie sich nicht selbst, sonst werden Sie nichts ändern. Und wenn Sie die ersten positiven Folgen spüren, wird es nach einer Weile von alleine einfacher, Ihren Werten und Bedürfnissen zu folgen.
- *Ärger zulassen.* Nehmen Sie Ihren Ärger ernst! Ärger tritt oft dann auf, wenn wichtige Bedürfnisse und Werte verletzt werden. Spüren Sie nach, welche Bedürfnisse und Werte es sind, auf die Ihr Ärger Sie hinweist. Wenn Sie wieder „abgekühlt" sind, überlegen Sie, was Sie selbst ganz konkret tun können, um Ihren Bedürfnissen zu folgen und Ihre Werte ernst zu nehmen.
- *Sich besser abgrenzen.* Machen Sie auch anderen klar, wo Sie stehen, und bleiben Sie dabei möglichst freundlich und bestimmt. Wenn es sinnvoll ist, erklären Sie Ihre Gründe. Manche Ihrer Gegenüber wird dies nicht erfreuen. Sie werden lernen müssen, diese Spannung auszuhalten. Prüfen Sie, wer bereit ist, zumindest teilweise auf Ihre Anliegen und Standpunkte einzugehen – das geht allerdings nur, wenn Sie diese auch klarmachen.
- *Enttäuschungen bewältigen lernen.* Wenn Sie sich klarer zeigen, werden Sie erleben, dass einige Menschen Ihnen entgegenkommen und andere nicht. Oder dass Sie einige Dinge verändern können und andere nicht. Wenn Sie enttäuscht sind, überlegen Sie zunächst, ob es an Ihnen selbst liegen könnte (z.B. an Unklarheit, zu hohen Erwartungen, zu vorsichtigem oder zu forderndem Auftreten etc.) und holen Sie sich dafür evtl. Rückmeldungen von Leuten, von denen Sie ehrliche Antworten erwarten können. Kommen Sie ggf. nochmals auf Ihr Anliegen zurück. Wenn Sie an den realen Umständen nichts ändern können, aktivieren Sie Ihren „gesunden Erwachsenenmodus", um mit der Enttäuschung fertigzuwerden. Stehen Sie zu Ihren Gefühlen (oft sind dies Traurigkeit, Hilflosigkeit oder Ohnmacht) und trösten Sie sich selbst oder lassen Sie sich trösten. Übernehmen Sie dann aktiv die Verantwortung für sich und Ihr weiteres Wohlbefinden: Prüfen Sie in Ruhe, ob Sie trotz der Enttäuschung aus guten Gründen „weitermachen" wollen und bereit sind, die Dinge so anzunehmen, wie sie sind – oder ob Sie Ab-

stand nehmen möchten von bestimmten Personen, Zielen oder Dingen, einschließlich der damit für Sie verbundenen „Kosten“.

Nach der Planung kommt die Tat! Wir hoffen, dass wir Ihnen mit diesem Buch helfen konnten, sich selbst besser zu durchschauen, und dass unsere Anregungen Ihnen dabei nützen, sich in die Richtungen weiterzuentwickeln, in die Sie gehen möchten. Sie haben gute Gründe, warum sie dorthin wollen! Unterwegs wünschen wir Ihnen viel Gelassenheit, Ausdauer und Erfolg.

Anhang

Weiterführende Literatur

Jacob, G. & Arntz, A. (2015). *Schematherapie in der Praxis* (2. Aufl.). Weinheim: Beltz.

Jacob, G. & Arntz, A. (2022). *Schematherapie* (2. Aufl.; Fortschritte der Psychotherapie, Band 53). Göttingen: Hogrefe.

Jacob, G., Seebauer, L. & van Genderen, H. (2011). *Andere Wege gehen. Ein schematherapeutisches Selbsthilfebuch*. Weinheim: Beltz.

Fassbinder, E., Schweiger, U. & Jacob, G. (2016). *Therapie-Tools Schematherapie*. Weinheim: Beltz.

Young, J. & Klosko, J. (2006). *Sein Leben neu erfinden: wie Sie Lebensfallen meistern. Den Teufelskreis selbstschädigenden Verhaltens durchbrechen ... und sich wieder glücklich fühlen*. Paderborn: Junfermann.

Young, J., Klosko, J. & Weishaar, M. (2005). *Schematherapie. Ein praxisorientiertes Handbuch*. Paderborn: Junfermann.

Suche nach einer Schematherapeutin oder einem Schematherapeuten

Eine internationale Liste zertifizierter Schematherapeuten findet sich auf der Website der International Society of Schema Therapy (https://www.schematherapysociety.org). Dort sind allerdings nur zertifizierte Mitglieder des Verbandes gelistet. Es gibt mittlerweile eine Vielzahl weiterer Therapeuten, die schematherapeutisch arbeiten, das muss jeweils individuell erfragt werden.

Unsere Buchtipps

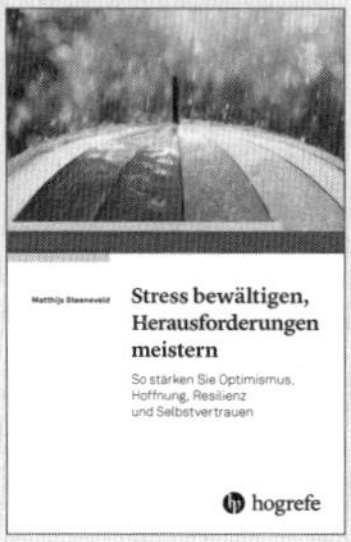

M. Steeneveld

Stress bewältigen, Herausforderungen meistern

So stärken Sie Optimismus, Hoffnung, Resilienz und Selbstvertrauen

Optimismus, Hoffnung, Resilienz und Selbstvertrauen – diese vier positiven Eigenschaften helfen Ihnen, besser mit Stress, Herausforderungen und Rückschlägen umzugehen. Auf Grundlage der Positiven Psychologie und anhand vieler praktischer Übungen unterstützt Sie dieses Buch dabei, diese Ressourcen bei sich zu stärken.

*2024, ca. 190 Seiten, Kleinformat, ca. € 24,95 (DE)/ € 25,70 (AT)/CHF 34.50, ISBN 978-3-8017-3229-5**

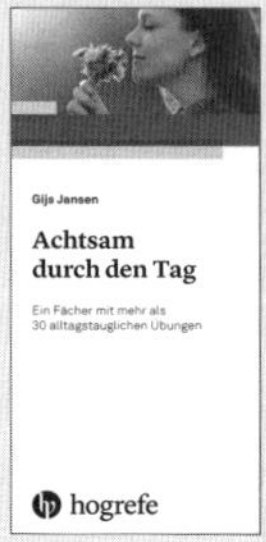

G. Jansen

Achtsam durch den Tag

Ein Fächer mit mehr als 30 alltagstauglichen Übungen

Der Fächer enthält über 30 Achtsamkeitsübungen, mit denen Sie vor allem lernen, Ihre Wahrnehmung zu schärfen und offen zu sein für das, was sich im Hier und Jetzt ereignet. Der Fächer ist ein praktischer Begleiter für alle, die Achtsamkeit praktizieren und sich selbst und ihre Umgebung neu erkunden wollen.

2020, 54 Seiten, Kleinformat, € 16,95 (DE)/€ 17,50 (AT)/ CHF 23.90, ISBN 978-3-8017-3034-5

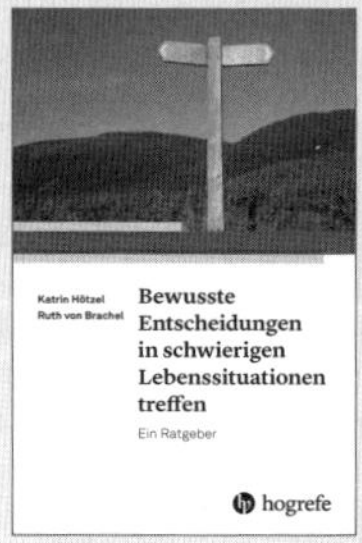

K. Hötzel / R. von Brachel

Bewusste Entscheidungen in schwierigen Lebenssituationen treffen

Ein Ratgeber

Der Ratgeber wendet sich an Menschen, die sich bezüglich einer wichtigen Entscheidung hin- und hergerissen fühlen. Er erläutert zunächst warum Entscheidungs- und Veränderungsprozesse häufig so schwerfallen und zeigt dann auf, wie bei schwierigen Entscheidungen ein Entschluss bewusst gefasst und Veränderungen umgesetzt werden können.

*2022, 87 Seiten, Kleinformat, € 14,95 (DE)/€ 15,40 (AT)/ CHF 20.90, ISBN 978-3-8017-3156-4**

** Dieser Titel ist auch als eBook erhältlich.*

www.hogrefe.com

hogrefe